胸部影像病例点评 164 例
Thoracic Imaging Case Review

（第 2 版）

注　意

　　本领域的知识和实践在不断进步。虽然标准安全措施必须遵守，但是由于新的研究和临床实践在不断拓展我们的知识，在治疗和用药方面做出某些改变也许是必需和适宜的。建议读者核对本书所提供的每种药品的生产厂商和最新产品信息，确认药物的推荐剂量，服用方法、时间及相关禁忌证。确定诊断、决定患者的最佳服药剂量和最佳治疗方法以及采取适当的安全措施是医生的责任，这取决于他们的个人经验和对每一位患者的了解。在法律允许的范围内，出版者和编著者对因与本书所包含的资料相关而引起的个人损失和财产损失，均不承担任何责任。

出版者

本书受上海市申康医院发展中心课题资助 课题编号 SHDC12012111
本书受上海市申康医院发展中心课题资助 课题编号 SHDC12012313
本书受上海市肺科医院结核病诊疗中心课题资助

临床影像病例点评系列
Case Review Series

胸部影像病例点评 164 例
Thoracic Imaging Case Review

（第 2 版）

原　著　Phillip M. Boiselle
　　　　Gerald F. Abbott
　　　　Theresa C. McLoud
主　译　史景云　施裕新
副主译　孙鹏飞　黎淑娟　王　琳
译　者　史景云　同济大学附属上海市肺科医院
　　　　施裕新　上海市公共卫生临床中心
　　　　孙鹏飞　兰州大学第二医院
　　　　黎淑娟　上海市公共卫生临床中心
　　　　王　琳　上海市公共卫生临床中心
　　　　江　森　同济大学附属上海市肺科医院
　　　　刘　宏　兰州大学第二医院
　　　　汪笔雄　同济大学附属上海市肺科医院
　　　　孙春轶　同济大学附属上海市肺科医院
　　　　董永兴　兰州大学第二医院
　　　　叶斌强　兰州大学第二医院
　　　　柴成奎　兰州大学第二医院
　　　　何　慧　兰州大学第二医院

北京大学医学出版社
Peking University Medical Press

图书在版编目（CIP）数据

胸部影像病例点评164例：第2版/（美）布瓦塞勒（Boiselle，P. M.），（美）阿博特（Abbott，G. F.），（美）麦克劳德（McLoud，T. C.）原著；史景云，施裕新主译. —北京：北京大学医学出版社，2013.4

（临床影像病例点评系列）

书名原文：Thoracic Imaging Case Review，2nd edition

ISBN 978-7-5659-0520-9

Ⅰ.①胸… Ⅱ.①布…②阿…③麦…④史…⑤施… Ⅲ.①胸腔疾病-影像诊断-病案-分析 Ⅳ.①R560.4

中国版本图书馆 CIP 数据核字（2013）第 007481 号

北京市版权局著作权合同登记号：图字：01-2013-3307

Thoracic Imaging Case Review，2nd edition

Phillip M. Boiselle，Gerald F. Abbott，Theresa C. McLoud

ISBN-13：978-0-323-02999-5

ISBN-10：0-323-02999-X

胸部影像病例点评 164 例（第 2 版）

主　译：史景云　施裕新

出版发行：北京大学医学出版社（电话：010-82802230）

地　址：（100191）北京市海淀区学院路 38 号　北京大学医学部院内

网　址：http://www.pumpress.com.cn

E-mail：booksale@bjmu.edu.cn

印　刷：北京佳信达欣艺术印刷有限公司

经　销：新华书店

责任编辑：张彩虹　赵　欣　责任校对：张　雨　责任印制：苗　旺

开　本：889mm×1194mm　1/16　印张：22.25　字数：556 千字

版　次：2013 版年 4 月第 1 版　2013 年 4 月第 1 次印刷

书　号：ISBN 978-7-5659-0520-9

定　价：109.00 元

版权所有，违者必究

（凡属质量问题请与本社发行部联系退换）

　　胸部影像学是放射学的基础。对于大多数住院医生而言，放射学培训毫无疑问应从这里开始，可是放射学在心肺病理学领域的研究深度要一直延伸到住院医生（或研究员）培养的最后一年。对于读者，肺和心脏影像是较大的挑战，即使我们的影像设备变得越来越精密……或者也许因为我们的影像设备变得越来越精密。因此 *Thoracic Imaging Case Review* 第 2 版这本书逐渐形成。这是以一种更加理智的态度处理疾病的方式。

　　我很感谢 Boiselle 博士、Abbott 博士和 McLoud 博士的辛勤工作，他们汇集了一组病例，这些病例跨越从基本病理到复杂疾病的全域。而且，他们还使我们将这一系列丛书提升到下一个更高平台的目标得以实现，那是一个在线互动工具，可得到胸部病理结果。我认为，这种纸质版有许多优点，而电子版也提供了独特的教学方式。*Case Review* 系列必须是适应学生需求的，并且随学生思考和学习方式的改变而改变。此书作者已经拥有了这些理念，在推出不仅是第 2 版而且是未来的 *Case Review* 系列的过程中，提供了巨大帮助。

　　我希望您喜欢此书第 2 版，无论您正在阅读的是纸质版还是电子版或两者兼而有之。伟大的工作，医生们！

David M. Yousem，MD，MBA

报告和讨论"未知"病例是正规放射诊断教育不可分割的组成部分。*Case Review* 系列应用这个已经建立的模式为放射科住院医生提供集中的、针对分科考试备考的内容。这本 *Thoracic Imaging* 也可为研究员以及希望在此领域提高技能的执业放射科医生提供实践回顾。

本书第 2 版与第 1 版一样，保持两个同样的最初目标。首先，它使用病例报告的形式来举例说明和回顾涵盖肺部疾病谱的、一个毕业住院医生应掌握的胸部疾病的影像特点。因此，此书包含了超过 150 例、其影像来自几种设备的不同病例。这些设备包括常规 X 线摄影、CT、HRCT、MRI、PET。与此系列的其他书相似，病例按难度水平分类：基础篇、提高篇和挑战篇。每个病例后跟随一列问题，答案在书页反面。答案后为简短的强调影像学特征的讨论部分、需要考虑的鉴别诊断和每个病例的临床信息要点。对于渴望了解给定主题更多信息的读者，我们也为进一步阅读提供了有帮助的参考文献。还提供了此书的相关参考文献 *Thoracic Radiology：THE REQUISITES*。

其次，帮助读者建立通向胸部放射影像理解之路的完整框架是我们的目标。作为放射学教师，我们同时注重方法和最后的诊断，我们相信一个人做出最后诊断的方法与得到正确答案同样重要。实际上，对于本书中的一些病例，并不期待读者一定能够做出特异的、正确的诊断。

在编写本书第 2 版时，我们已经仔细地更新了文本、参考文献和来自第 1 版的图像。我们也增加了新的病例材料以囊括重要的各种胸部影像主题的最新进展，这包括半实性肺结节、吸烟相关的肺部疾病、新发现的感染、特发性间质性肺炎、Fleischner 协会对肺结节的处理指南，等等。新病例的增加由 Gerald F. Abbott 博士牵头，他为这项工作带来了具有创造性的新观点。

这本书是一个受益于许多人的帮助的合作项目。我们特别感谢：Elsevier 出版社的编辑 Rebecca Gaertner；丛书主编 David Yousem 博士的指导；行政助理 Nancy Williams。

我们希望这个新版本对于它的读者而言是一个有价值的学习工具。

Phillip M. Boiselle，MD
Gerald F. Abbott，MD
Theresa C. McLoud，MD

基础篇

目 录

提高篇

挑战篇

目　录

基 础 篇

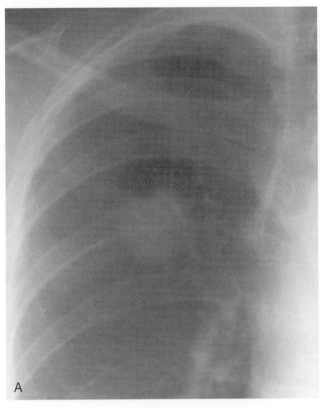
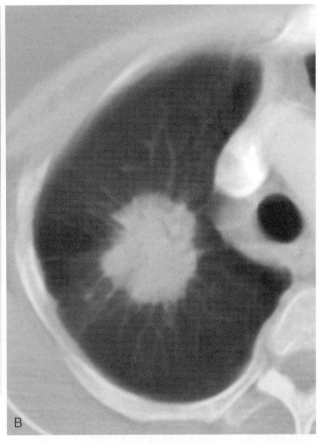

1. 该结节的哪个影像特征与恶性有关?

2. 该结节最有可能是肺癌的哪种细胞类型?

3. 在最新版 TNM (tumor-node-metastases, 肿瘤-淋巴结-转移) 分期系统中, T2a 期病灶的大小标准是什么?

4. 这个病灶更适合影像引导经胸细针抽吸活检还是经支气管镜活检?

肺癌

1. 毛刺状边缘。
2. 腺癌。
3. 3cm＜最大直径≤5cm。
4. 经胸细针抽吸活组织检查。

参考文献

Müller NL, Silva CIS: Nodules and masses. In: Silva CIS, Müller NL, Eds. *Imaging of the Chest*. Philadelphia, Saunders, 2008, pp 136-157.

相关参考文献

Thoracic Radiology: THE REQUISITES, 2nd ed, pp 284-286.

点　评

　　孤立性肺结节（solitary pulmonary nodule, SPN）是指直径小于 3cm、边界清楚的圆形或椭圆形病灶。胸部摄片（胸部 X 线片）上 SPN 有两个特定而可靠的良性征象：①明确的良性钙化类型；②2 年以上绝对无增大。对于不满足这些标准之一的患者，通常需要通过薄层 CT 进一步评价。与 X 线摄影相比，CT 能够准确评价结节的边缘；而且，CT 对识别结节内钙化和脂肪及其分布更敏感。

　　本病例结节边缘有毛刺，这是一个高度可疑为恶性结节的征象。根据当地的医疗模式和临床状况可行术前活检。该结节位于周边，最适合行经胸细针抽吸活组织检查。

　　腺癌是肺癌的最常见细胞类型。腺癌最常表现为孤立性、具有毛刺状边缘的周围结节。根据肺癌最新版 TNM 分期系统中的肿瘤大小标准，该 4.0cm 肿块属于 T2a 期病灶。最新版 TNM 分期系统确立了下述有关 T 界定的肿瘤大小截止点：T1a：肿瘤最大直径≤2cm；T1b：2cm＜肿瘤最大直径≤3cm；T2a：3cm＜肿瘤最大直径≤5cm；T2b：5cm＜肿瘤最大直径≤7cm；T3：肿瘤最大直径＞7cm（参见 *Thoracic Radiology*：*THE REQUISITES*，Table 11-1）。

注　释

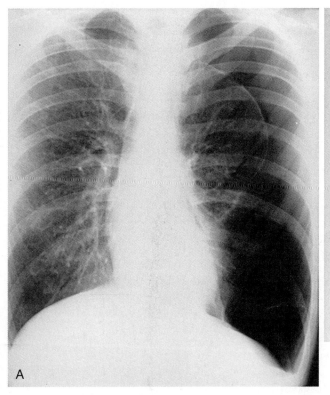

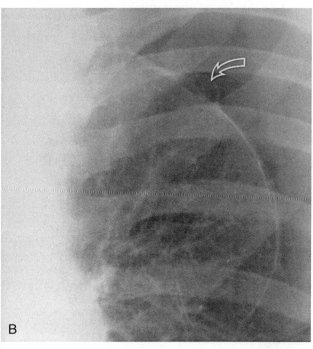

1. 该患者胸膜炎性胸痛和呼吸困难的原因是什么?
2. 说出至少 5 种气胸的原因。
3. 根据本例患者的影像表现，这种"自发性"气胸的主要原因是什么?
4. 本例患者的哪些放射学表现提示张力性气胸?

继发于肺大疱破裂的自发性气胸

1. 气胸。
2. 自发性的慢性阻塞性肺疾病，慢性浸润性肺疾病（例如朗格汉斯细胞组织细胞增生症和淋巴管肌瘤病），恶性肿瘤（例如转移性肉瘤），创伤，月经性气胸，医源性损伤，气压性损伤，感染（例如肺脓肿和脓毒性梗死）。
3. 肺尖肺大疱破裂。
4. 左侧横膈下移；左侧胸廓扩大。

参考文献

O'Connor AR, Morgan WE: Radiological review of pneumothorax. *BMJ* 330:1493-1497, 2005.

相关参考文献

Thoracic Radiology: THE REQUISITES, 2nd ed, pp 386-389.

点　评

气胸定义为胸膜腔内出现空气或气体。尽管气胸有多种原因，但自发性气胸是最常见的病因。气胸好发于三四十岁的成人。

自发性气胸几乎总是继发于肺尖肺大疱的破裂，这些肺大疱为脏胸膜弹性纤维内的气囊。本例患者出现沿脏胸膜边缘分布的小气泡，表现为左肺上叶的锥形影像（箭头所示，第二幅图）。据报道，在自发性气胸病例中，胸部 X 线片检测到此类肺大疱的比例为15％。然而气胸吸收后，胸部 X 线片上肺大疱很难显示。CT 检测肺大疱比 X 线摄影术敏感，研究表明大约80％的自发性气胸患者，CT 可以检出肺大疱。CT 检出的肺尖肺大疱的大小和数量与气胸复发的风险和是否需要行外科手术有关。

张力性气胸是威胁生命的急症。患者出现呼吸急促、心动过速、发绀、出汗、低血压等临床体征。胸部 X 线片表现包括纵隔向对侧移位、膈顶下移、胸廓扩大，以及右心缘和（或）腔静脉轮廓变平坦。

注　释

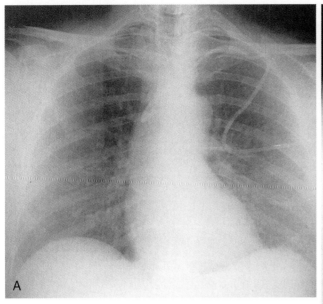

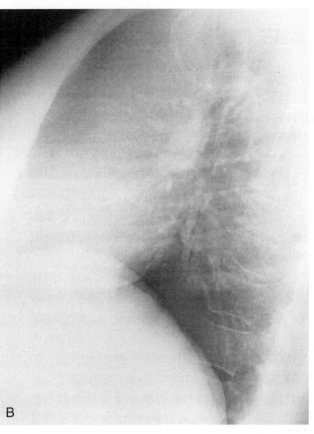

1. 该中心静脉导管位于哪里?
2. 导管应该被重新放置吗?
3. 该位置导管错置最常见的并发症是什么?
4. 因疏忽造成的奇静脉插管最常继发于左侧血管入路,还是右侧血管入路?

导管误置于奇静脉

1. 奇静脉。
2. 是的。
3. 静脉破裂。
4. 左侧血管入路。

参考文献

Bankier AA, Reinhold M, Weismayr MN, et al: Azygos arch cannulation by central venous catheters: radiographic detection of malposition and subsequent complications. *J Thorac Imaging* 12:64-69, 1997.

相关参考文献

Thoracic Radiology: THE REQUISITES, 2nd ed, pp 140-144.

点　评

　　因疏忽造成的导管插入奇静脉是中心静脉插管相对少见的并发症，估计其发生率约为 1%。发现该区域导管误置非常重要，因为它常伴随相对较高的静脉穿孔发生率。

　　正位胸部 X 线片显示导管于奇静脉弓水平异常弯曲。准确的定位需借助于侧位胸部 X 线片（第二幅图），其可显示导管的后部走行于奇静脉弓内。

　　有趣的是，奇静脉导管插入最常发生于左侧导管入路。这种现象被认为是由于左侧头臂静脉自前向后的弓状走行，或许有助于导管优先进入奇静脉，而不是上腔静脉。相反，自胸部右侧放置的导管经右侧头臂静脉，有一个更加直的走行而进入上腔静脉。

注　释

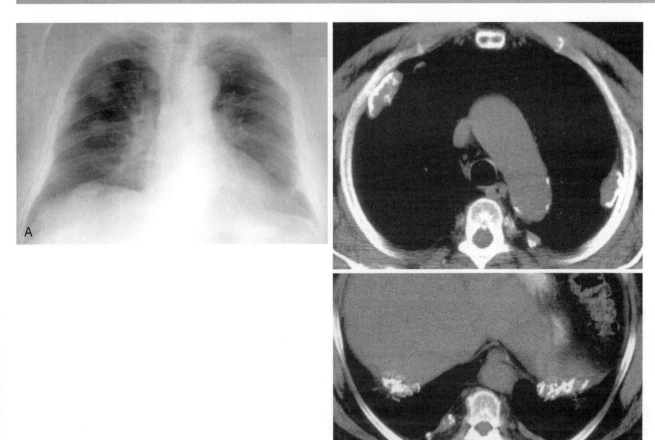

1. 根据本病例的影像学表现，说出这位患者几个以往可能从事的职业。
2. 石棉暴露所致的胸膜斑通常为单侧还是双侧？
3. 这些病灶有症状吗？
4. 胸膜斑是癌前病变吗？

石棉暴露导致的钙化的胸膜斑

1. 采矿，绝缘材料生产，纺织品生产，建筑，造船，刹车制动片生产和维修。
2. 双侧。
3. 没有症状。
4. 不是。

参考文献

McLoud TC: Conventional radiography in the diagnosis of asbestos-related disease. *Radiol Clin North Am* 30:1177-1189, 1992.

相关参考文献

Thoracic Radiology: THE REQUISITES, 2nd ed, pp 206-213.

点　评

　　胸部 X 线片显示双侧多发钙化性病灶，部分呈现为扁平状，与侧胸壁内侧缘和右侧横膈平行。CT 证实为胸膜病灶，并准确显示其钙化。这些表现是典型的石棉暴露所致的胸膜斑。

　　胸膜斑是石棉暴露最常见的表现，典型发生于15～20 年的潜伏期之后。胸膜斑不会引起症状，通常为偶然发现。病理上，胸膜斑由致密的无血管胶原纤维带组成，并不认为是癌前病变。

　　胸膜斑的放射学表现依赖于其是否钙化及是在侧面还是正面观察。当在侧面观察时，胸膜斑表现为平行于侧胸壁内侧缘或邻近横膈的致密带状软组织密度影。当在正面观察时，胸膜斑表现为边缘不规则的帆样阴影，常描述为"冬青叶"形。斑块常为双侧性、对称性。胸腔下部最常受累，常位于第 6 与第 9 肋间。

注　释

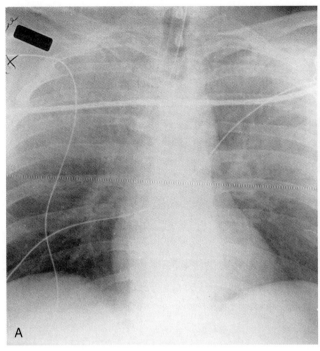

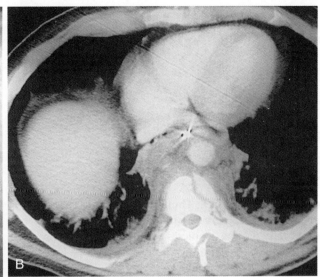

1. 脊柱旁线移位提示哪个纵隔腔异常？
2. 胸椎骨折常常伴随纵隔血肿吗？
3. 床旁胸部X线片和胸腰椎片检测脊柱骨折可靠吗？
4. 哪段脊柱最易受到创伤？

椎体骨折伴脊柱旁血肿

1. 后纵隔腔。
2. 是。
3. 不是很可靠。
4. 胸腰椎交接处（T12～L2）。

参考文献

Wintermark M, Mouhsine E, Theumann N, et al: Thoracolumbar spine fractures in patients who have sustained severe trauma: depiction with multi-detector row CT. *Radiology* 227:681-689, 2003.

相关参考文献

Thoracic Radiology: THE REQUISITES, 2nd ed, pp 162, 165, 166, 375, 377.

点 评

　　胸椎骨折是钝伤不常见但严重的并发症。不幸的是，床旁胸部 X 线片检测脊柱骨折不是很可靠。而且研究表明，胸腰椎 X 线片检测急性脊柱骨折的敏感性仅为 32%。

　　脊柱骨折的 X 线表现包括纵隔出血（诸如纵隔旁线增宽、纵隔增宽，以及左侧胸膜帽）和椎体异常的相关表现。后者对于脊柱损伤更具特异性，包括椎体高度减小和椎弓根模糊。当你发现局限于后纵隔的纵隔血肿时，你应该努力寻找椎体骨折的证据。如果胸部 X 线片上脊柱骨折不明显，你应该进行 CT 检查。在检出骨折方面，多层 CT 较 X 线片有更高的敏感性，冠状位和矢状位重建可进一步提高其敏感性。

注 释

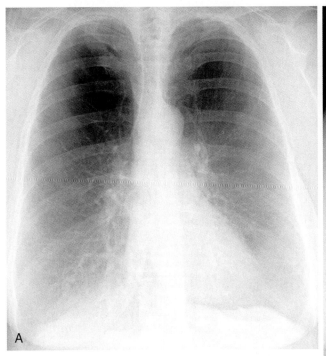

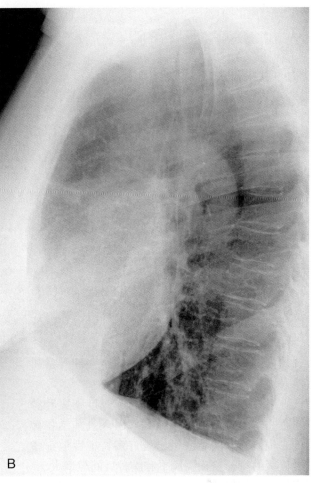

1. 肺气肿的两个主要胸部 X 线片特征是什么?
2. 肺过度膨胀最可靠的胸部 X 线片特征是什么?
3. 胸部 X 线片是检测肺气肿的可靠手段吗?
4. 检测肺气肿最敏感的影像手段是什么?

肺气肿

1. 肺过度膨胀和血管减少。
2. 横膈扁平。
3. 否。
4. 胸部高分辨 CT（high-resolution CT，HRCT）。

参考文献

Webb WR: Radiology of obstructive pulmonary disease. *AJR Am J Roentgenol* 169:637-647, 1997.

相关参考文献

Thoracic Radiology: THE REQUISITES, 2nd ed, pp 242-248.

点　评

　　肺气肿为远端终末细支气管气腔的永久性异常扩大，常伴有气腔壁的破坏。

　　肺气肿患者的异常放射学表现与肺过度膨胀和肺结构破坏有关。肺血管减少或肺大疱出现是肺结构破坏的特征表现。肺过度膨胀可出现许多特征性放射学表现，最显著的特征是横膈扁平和胸骨后间隙增大。

　　中度到重度肺气肿患者常常出现明显的胸部 X 线片异常，但肺气肿早期胸部 X 线片通常正常。在检出和显示肺气肿特征方面，HRCT 优于胸部 X 线片，并且对于肺气肿确诊具有较高的敏感性和特异性。

注　释

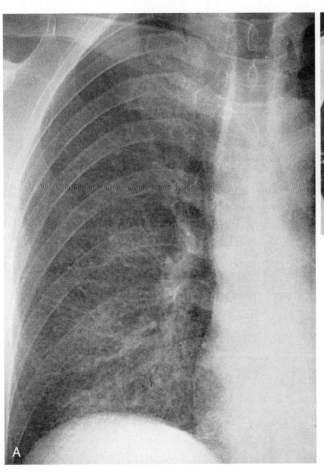

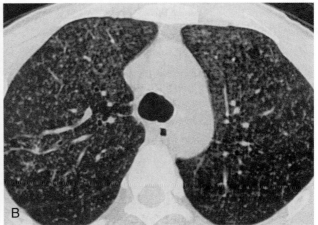

1. 与这种放射学表现关系最密切的是什么感染？
2. 血行播散型肺结核（粟粒性结核）病例中，感染是如何播散到肺部的？
3. 哪些其他类型的感染常常出现粟粒性病变？
4. 说出 4 种出现粟粒性病变的非传染性疾病。

血行播散型肺结核（粟粒性结核）

1. 粟粒性结核。
2. 血源性播散。
3. 真菌感染。
4. 尘肺病（例如硅肺病），朗格汉斯细胞组织细胞增生症，结节病，肿瘤转移（例如甲状腺肿瘤、黑色素瘤）。

参考文献

Reed JC: Diffuse fine nodular opacities. In: *Chest Radiology: Plain Film Patterns and Differential Diagnoses*, fifth edition. Philadelphia, Mosby, 2003, pp 287-303.

相关参考文献

Thoracic Radiology: THE REQUISITES, 2nd ed, pp 104, 105.

点　　评

粟粒性病变是指存在众多细小（直径 1～2mm）的肺结节。此类结节由于细小，故胸部 X 线片很难检出。证据显示，由于这些结节的总和效应，它们能够在 X 线片上显示。

具有这种改变的典型病变是粟粒性结核，是指结核的弥漫性血源性播散。这种病变典型发生于对原发性感染缺乏抵抗力的患者。感染患者常出现发热、寒战及盗汗症状。

由于粟粒性结节很小，CT（尤其是 HRCT）检出粟粒性结节比 X 线片更敏感就不足为奇。事实上，粟粒性结节在胸部 X 线片上清楚显示估计需要 6 周的时间！HRCT 显示这些结节为弥漫性、随机性分布。

注　　释

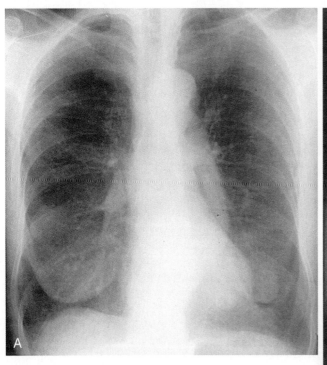
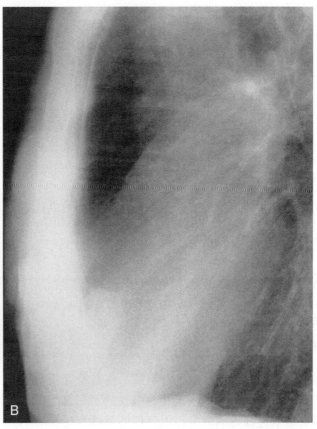

1. 结节影位于哪里？
2. 正位胸部 X 线片上什么影像特征提示该定位？
3. 胸部 X 线片上呈现为结节影的最常见胸壁结构是什么？
4. 如何通过胸部 X 线片确认结节影的可疑皮肤位置点？

神经纤维瘤

1. 胸壁。
2. 不完整，边缘锐利。
3. 乳头。
4. 在皮肤异常位置放置一小铅字后重新摄片。

参考文献

Reed JC: Chest wall lesions. In: *Chest Radiology: Plain Film Patterns and Differential Diagnoses*, fifth edition. Philadelphia, Mosby, 2003, pp 6-24.

相关参考文献

Thoracic Radiology: THE REQUISITES, 2nd ed, pp 40-41.

点　评

　　皮肤胸壁病灶，例如神经纤维瘤、痣以及乳头等在胸部 X 线片上可见时，表现为特征性的不完整的锐利边缘。锐利边缘由病灶与邻近气体的界面产生，而病灶与胸壁软组织的接触面形成不完整的边缘。识别这样的边缘对于胸壁病变和肺内病变的鉴别是有帮助的。

　　在该特殊病例中，胸部侧位片上结节的皮肤位置很容易确定。当对一个局灶性结节影的皮肤定位有疑问时，应该用小铅字标记后重复摄片以明确病灶位置。

注　释

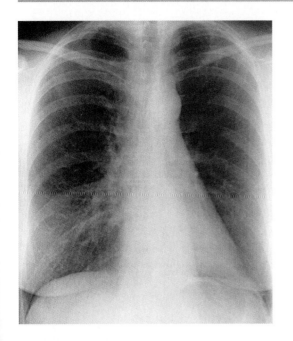
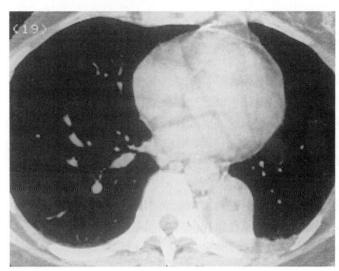

1. 这个疾病的诊断是什么?
2. 说出 2 个肺不张的主要征象。
3. 说出 5 个肺不张的继发征象。
4. 完全性肺叶萎陷的最常见机制是什么?

完全性左肺下叶不张

1. 完全性左肺下叶不张。
2. 受累肺叶密度增高和叶间裂移位。
3. 横膈上移，纵隔移位，肺门移位，代偿性过度膨胀及血管集聚。
4. 中央支气管阻塞。

参考文献

Woodring JH, Reed JC: Radiographic manifestations of lobar atelectasis. *J Thorac Imaging* 11:109-144, 1996.

相关参考文献

Thoracic Radiology: THE REQUISITES, 2nd ed, pp 31-40.

点 评

肺不张为肺组织的完全或部分容积减小（即肺充气减少）。最常见的肺不张继发于中央支气管阻塞。它是指吸收性肺膨胀不全，通常累及整个肺叶。

胸部 X 线片和 CT 影像可以显示完全性左肺下叶不张的典型特征。胸部 X 线片上完全性左肺下叶不张表现为心影后方的三角形高密度影。移位的斜裂为高密度不张肺叶和过度膨胀的左肺上叶间的界面。需注意本病例中出现了肺不张的几个继发征象，包括左肺门向中下肺野移位、纵隔轻度左向移位、左肺上叶代偿性过度膨胀。

门诊患者出现肺叶萎陷常常提示阻塞性中央型肿块。成人患者中，中央型肺癌和类癌是最常见的。儿童患者中，异物吸入是最可能的诊断。CT 对于明确中央型阻塞性病变的诊断和指导支气管镜操作是有益的。

注 释

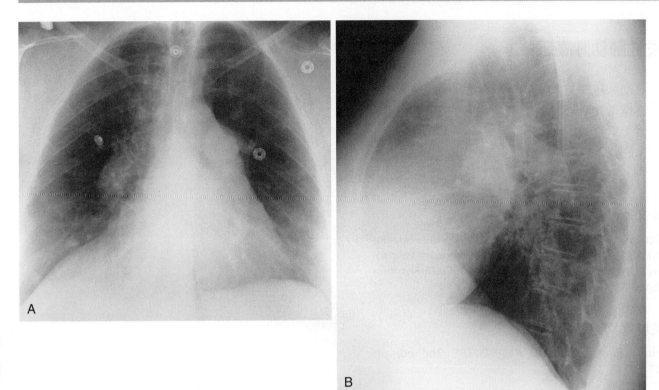

1. 本病例中哪种肺血管异常是明显的？

2. 原发性和继发性肺动脉高压（pulmonary artery hypertension，PAH）的区别是什么？

3. 原发性 PAH 在男性还是女性中更常见？

4. 一幅正常胸部 X 线片可以排除 PAH 的诊断吗？

原发性肺动脉高压

1. 肺动脉高压。
2. 在继发性 PAH，高血压有已知的病因；在原发性 PAH，病因不清。
3. 女性。
4. 否。

参考文献

Frazier AA, Galvin JR, Franks TJ, Rosado-de-Christenson, M: From the Archives of the AFIP: Pulmonary vasculature: hypertension and infarction. *Radiographics* 20:491-524, 2000.

相关参考文献

Thoracic Radiology: THE REQUISITES, 2nd ed, pp 327-330.

点 评

PAH 为肺动脉压力持续性增高的一种状况。PAH 可以继发于下述三种基本机制之一：①肺血流量增加（例如左向右分流）；②肺血管系统横截面积减小（例如慢性肺栓塞）；③肺静脉回流阻力增加（例如二尖瓣疾病）。PAH 病因分类的另一个机制广义区分为前毛细血管病变（异常局限于肺动脉循环）或后毛细血管病变（主要异常局限于肺静脉循环）。

大多数 PAH 有已知的病因。这些病例共同归类为继发性 PAH。少数病例中，PAH 的病因仍然不清。这些病例被归类为原发性 PAH。原发性 PAH 好发于40 岁以下的女性。

不管何种 PAH 类型，胸部 X 线片上的特征性表现相似。常常出现肺主动脉和肺门动脉的明显扩张，其随着向远侧的行进突然变细。肺动脉扩张的变化程度较大。明显的 PAH，其胸部 X 线片也可以表现为正常。检测肺动脉扩张方面，CT 较胸部 X 线片更准确。

注 释

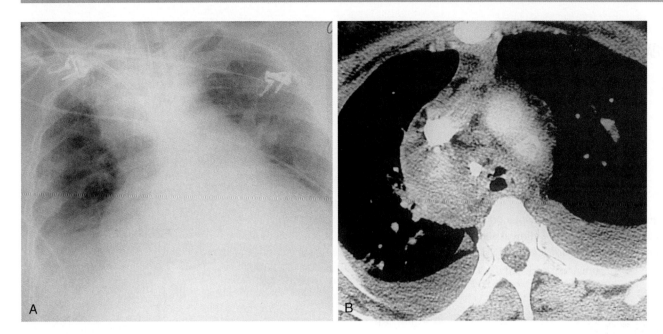

1. 本患者纵隔血肿最可能的原因是什么？
2. 中心静脉插管最常见的并发症是什么？
3. 中心静脉导管的最佳位置是什么？
4. 说出与右心房插管相关的 2 种并发症。

中心静脉插管血管穿孔所致的纵隔血肿

1. 中心静脉插管所致血管穿孔。
2. 导管误置。
3. 上腔静脉。
4. 心律失常和心脏穿孔。

参考文献

Kidney DD, Deutsch LS: Misplaced central venous catheters: venous anatomy, clinical significance, and treatment options. *Radiologist* 5:119-126, 1998.

相关参考文献

Thoracic Radiology: THE REQUISITES, 2nd ed, pp 140-144.

点　评

　　据报道，中心静脉插管并发症的发生率变化相当大，且依赖于操作者的经验和解剖部位。中心静脉导管插入最常见的并发症是导管误置，其发生在高达40％的病例中。气胸是第二常见并发症，其发生于高达5％的病例中。少见并发症包括血胸、胸膜外血肿、心律失常、血管或心脏穿孔、外周静脉血栓形成、导管断裂、脓毒性栓子及真菌性动脉瘤。

　　由于较高的流速和较大的容积，上腔静脉是中心静脉插管的理想位置。导管的末梢部分应该平行于血流流向，且不应接触血管壁。

　　正位胸部X线片上导管误置通常是显而易见的。然而，在一些病例，为了确定导管尖端的准确位置，侧位胸部X线片是必需的。在极少数病例，为验证导管位置，造影检查是十分必要的。

　　本病例中，胸部X线片显示不常见的导管中间行程。CT影像证实导管位于血管外。

注　释

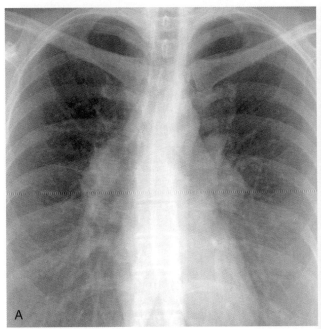

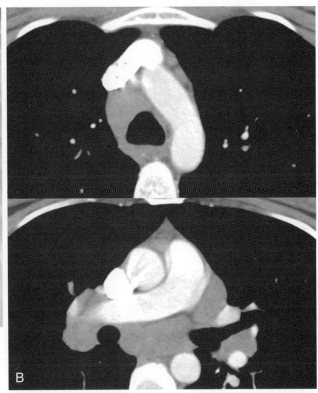

1. 双侧、对称性肺门淋巴结肿大最常见的病因是什么？
2. 在胸部 X 线片上，肺门淋巴结肿大的结节病患者显示出肺实质病变的比例为多少？
3. 有多少结节病患者在发病之初是无症状的？
4. 非干酪性肉芽肿是结节病特有的吗？

结节病

1. 结节病。
2. 大约 50％，CT 结果也许更高。
3. 大约 50％。
4. 否。

参考文献

Miller BH, Rosado-de-Christenson ML, McAdams HP, Fishback NF: Thoracic sarcoidosis: radiologic-pathologic correlation. *Radiographics* 15:421-437, 1995.

相关参考文献

Thoracic Radiology: THE REQUISITES, 2nd ed, pp 188-190.

点　评

　　结节病是一种病因不明的全身性疾病，病理学特征是广泛非干酪性肉芽肿。由于这种病理学所见也可见于多种其他疾病，因此，结节病的诊断要求综合放射学、临床、实验室和病理学检查，除此之外还要排除其他病变（特别是感染性肉芽肿）。

　　约 90％的结节病患者胸部 X 线片可见异常。双侧、对称性肺门淋巴结肿大是最常见的 X 线表现，其经常伴有纵隔淋巴结肿大。肺实质疾病常常表现为结节影或网状结节影，趋向于上、中肺野分布。

　　在 CT（尤其是 HRCT）检查上，结节病肉芽肿典型表现为小（直径 1～2mm）结节，具有沿淋巴管周围分布的特征。这种分布包括支气管血管周围淋巴管、小叶间隔及胸膜下淋巴管（周围性并沿肺裂分布）。存在间质性肺疾病影像学证据的结节病患者中，约 20％将进展到肺间质纤维化。

注　释

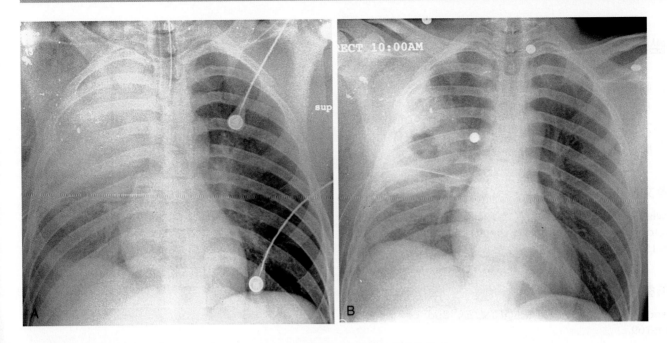

1. 本患者最近遭受右侧胸部枪弹伤，其肺实质阴影最可能的原因是什么？
2. 肺挫伤是胸部创伤的早期还是晚期征象？
3. 你预期肺挫伤何时能够消退？
4. 本患者的第二张 X 线片显示哪些其他的肺实质损伤？

肺挫伤和撕裂

1. 肺挫伤。
2. 早期（6h内）。
3. 7天内。
4. 肺撕裂。

参考文献

Kaewlai R, Avery LL, Asrani AV, Novellline RA: Multide-
tector CT of blunt thoracic trauma. *Radiographics*
28:1555-1570, 2008.

相关参考文献

Thoracic Radiology: THE REQUISITES, 2nd ed, pp
168-169.

点　评

　　胸部创伤可导致两种形式的肺实质损伤：肺挫伤和
肺撕裂。肺挫伤是肺损伤最常见的形式，其表现为出血
进入肺泡。X线片上，肺挫伤表现为紧邻钝伤位置的区
域性气腔高密度影，但少数可见于肺的对侧部位（对侧
损伤）。因此，确定邻近肋骨骨折或弹片位置的实变有
助于提示肺挫伤的诊断。胸部X线片上肺挫伤引起的典
型实变出现于损伤发生后6h内，它常常在24～72h内
好转。肺实变常于发病后1周内完全消散。

　　CT可于损伤后即刻检出肺挫伤，常先于X线片。
CT图像上，肺挫伤区有时显示特征性肺外周1～2mm
的胸膜下缺失区。

　　肺撕裂指肺实质内的撕裂。这种损伤最初可被周
围的挫伤所掩盖。肺撕裂患者的X线胸部X线片上，
可以观察到一卵圆形囊状透光区，它代表创伤后的肺
膨出。典型的囊肿为0.5～1cm大小，但是一些患者
可见大囊肿。如果肺囊肿充填有血，可以观察到一球
形血肿。部分患者的囊肿包含气体和血液，从而产生
气-液界面。

注　释

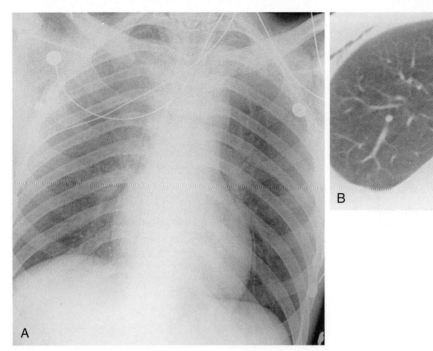

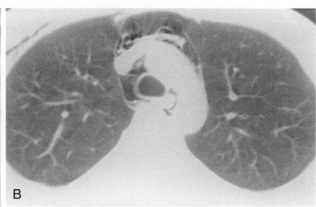

1. 说出胸部 X 线片和 CT 图像上显示的胸内、肺泡外气体积聚的位置。
2. 胸部 X 线片上有显示别的胸内、肺泡外气体积聚吗？
3. 纵隔气肿发生最常见的机制是什么？
4. 在卧位胸部 X 线片上，你能够发现纵隔气肿在形态上发生的改变吗？

纵隔气肿

1. 纵隔气肿。
2. 有，小的胸腔顶端气胸。
3. 肺泡破裂。
4. 不能。

参考文献

Bejvan SM, Godwin JD: Pneumomediastinum: old signs and new signs. *AJR Am J Roentgenol* 166:1041-1048, 1996.

相关参考文献

Thoracic Radiology: THE REQUISITES, 2nd ed, p 165.

点 评

纵隔气肿有多种原因。胸廓内来源包括肺泡破裂、气管穿孔及食管穿孔。气体也可以从颈部或腹膜后腔进入纵隔。

肺泡破裂是纵隔气肿最常见的机制，可能源于肺泡内压力增高或肺泡壁破坏。肺泡内压力增高的原因包括气道堵塞（比如哮喘、异物）、机械通气、胸部钝伤（本病例中的原因）、咳嗽、瓦尔萨尔瓦动作，以及呕吐。与肺泡壁破坏有关的病变包括肺炎、成人呼吸窘迫综合征、肺气肿及肺间质纤维化。

纵隔气肿患者的胸部 X 线片上，你将观察到围绕纵隔结构的透明条状气体影及抬高的纵隔胸膜，纵隔气体常扩散进入颈部软组织间隙。大多数病例中，纵隔气肿很容易与气胸和心包积气区别。然而，当仅少量气体局限于心脏边缘时，鉴别这些病变是困难的。对于这种病例，侧卧位胸部 X 线片也许是有帮助的：与气胸和心包积气不同，纵隔气肿不随体位而移动。

注 释

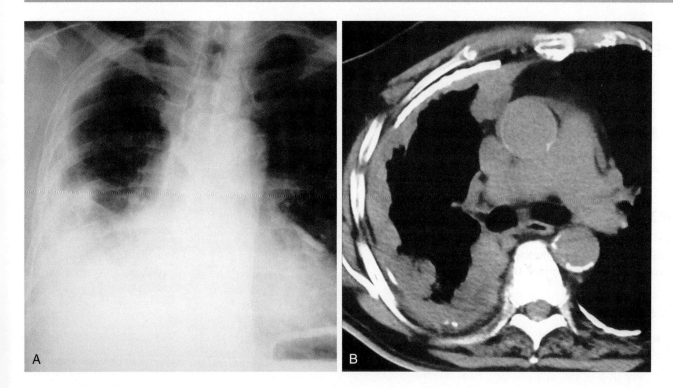

1. 说出恶性胸膜增厚的 4 种典型特征。
2. 胸膜转移和恶性间皮瘤，哪种更常见？
3. 恶性间皮瘤患者的 CT 扫描图像上，观察到胸膜钙化的概率如何？
4. 石棉暴露和恶性间皮瘤发生间的典型潜伏期是多长时间？

恶性间皮瘤

1. 厚度大于 1cm，胸膜结节，半侧胸廓内的环状面生长，纵隔胸膜受累。
2. 胸膜转移。
3. 大约 20%。
4. 30～40 年之间。

参考文献

Miller BH, Rosado-de-Christenson ML, Mason AC, et al: Malignant pleural mesothelioma: radiologic-pathologic correlation. *Radiographics* 16:613-644, 1996.

相关参考文献

Thoracic Radiology: THE REQUISITES, 2nd ed, pp 392-395.

点 评

恶性间皮瘤是胸膜最常见的原发性肿瘤，但它是一种相对罕见的疾病。大约 80% 的病例累及石棉暴露的个体。男性较女性更常受累。主诉症状包括胸痛和呼吸困难。

最常见的 X 线片表现是弥漫性结节状和不规则的胸膜增厚。弥漫性胸膜增厚可以伴随受累胸廓容积的缩小和纵隔的同侧偏移。胸腔积液常见。

CT 和 MR 在评价病变的范围方面优于胸部 X 线片。在大多数病例中，CT 和 MR 在判断手术可切除性中扮演着互补角色，它们被用于评价肿瘤经横膈的蔓延、弥漫性胸壁侵犯、纵隔重要结构的侵犯、椎体侵犯、肿瘤向对侧胸膜的直接蔓延，以及远处转移。上述一种或多种发现的存在将排除手术切除。

局限性胸膜间皮瘤患者可以考虑为尝试经胸膜外全肺切除治疗的候选者。然而，不管采用何种治疗，恶性间皮瘤几乎总是致命的。

注 释

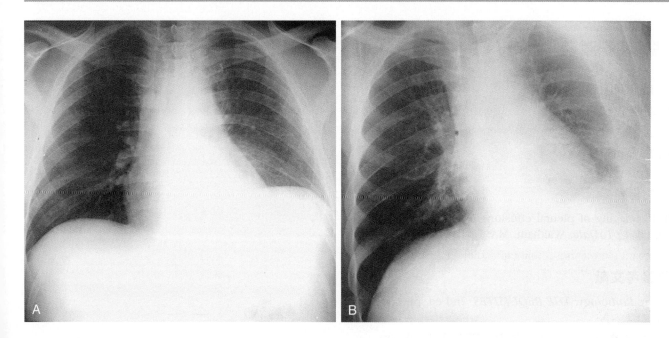

1. 第一幅图像中胸腔积液位于哪里？
2. 检测胸腔积液最敏感的 X 线投照方法是什么？
3. 胸腔积液达到多少量时正位胸部 X 线片可观察到肋膈角变钝？
4. 说出 2 种渗出性胸腔积液的最常见原因。

肺底胸腔积液

1. 肺底间隙。
2. 侧卧位投照。
3. 至少 200ml。
4. 感染和肿瘤。

参考文献

Stark P: Imaging of pleural effusions in adult. In: Rose BD, Ed. *UpToDate*. Waltham, MA: UpToDate, 2007.

相关参考文献

Thoracic Radiology: THE REQUISITES, 2nd ed, pp 166-167, 382.

点 评

立位胸部 X 线片上，胸腔积液通常显示为半月征，即肋膈角变钝表现，其凹面向上。一般而言，积液量达到约 200ml 时侧肋膈角变钝，但当积液量达到 75ml 时后肋膈角变钝。侧卧位投照能够显示约 5ml 的积液量。

在一些患者中，大量自由流动的胸腔积液在流入肋膈角前可以积聚于肺底间隙。在这些病例的正位胸部 X 线片上，你可以观察到特征性的表现，包括膈顶明显升高、横膈内侧轮廓扁平，以及膈顶侧移。怀疑有肺底积液，可以通过侧卧位胸部 X 线片（第二幅图像）来证实。

根据实验室检查，胸腔积液可以分为渗出液或漏出液。渗出液的原因包括感染、梗死、肿瘤及炎性疾病。漏出液的原因包括充血性心力衰竭、低蛋白血症、黏液性水肿、肝硬化、肾病综合征及缩窄性心包炎。

注 释

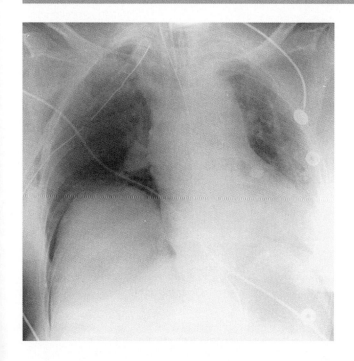

1. 肺外、胸腔内积气在仰卧位胸部 X 线片上显示哪些异常改变?
2. 仰卧位胸部 X 线片上气胸最常见的 2 个位置是什么?
3. 仰卧位胸部 X 线片上,肺尖侧脏胸膜线是诊断气胸高度敏感的征象吗?
4. 说出至少 3 种仰卧位胸部 X 线片上与肺底气胸相关的放射学所见。

仰卧位胸部 X 线片上的气胸

1. 气胸。
2. 前内侧和肺底。
3. 不是。
4. 上腹象限透光度增高，深沟征，锐利的膈轮廓及双膈影征（该征象指膈前后表面的影像显示）。

参考文献

Hill JR, Norner PE, Primack SL: ICU imaging. *Clin Chest Med* 29:59-76, 2008.

相关参考文献

Thoracic Radiology: THE REQUISITES, 2nd ed, pp 388-389.

点　评

气胸在立位胸部 X 线片上通常容易辨认，表现为一肺尖侧旁的白线（脏胸膜线），气胸区域缺乏血管影。然而，仰卧位时，肺尖侧面不再是最独立的部分。此时，气体优先积聚于胸廓的前内侧和肺底部分。仅当胸膜腔存在大量气体时，仰卧位胸部 X 线片可显示肺尖外侧的胸膜线。因此，尽管胸腔顶侧胸膜线对气胸是特异性的，但其在仰卧位胸部 X 线片上不是高度敏感征象。

本例胸部 X 线片显示几个与肺底气胸相关的征象，包括腹部右上象限过度透亮影、后肋膈窦变深及锐利的右侧横膈轮廓。也要说明的是右心和纵隔的锐利轮廓是与前内侧气胸有关的 X 线表现。

注　释

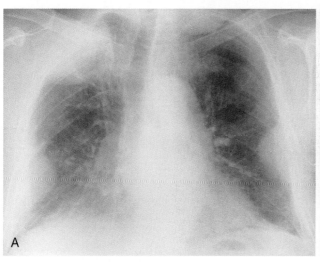
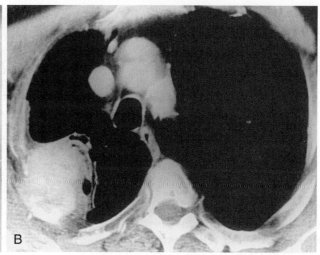

1. 这些肿块的位置在哪儿?
2. 哪些特征是鉴别胸膜肿块和胸膜外（胸壁）肿块最有用的特征?
3. 成年患者中伴有肋骨破坏的胸膜外肿块最常见的两个原因是什么?
4. 说出富血供胸壁转移的 2 种疾病。

源于甲状腺癌转移的胸膜外肿块

1. 胸膜外（胸壁）。
2. 肋骨异常，诸如骨破坏或骨重建的存在提示胸膜外定位。
3. 转移瘤和骨髓瘤。
4. 甲状腺癌和肾细胞癌。

参考文献

Reed JC: Chest wall lesions. In: *Chest Radiology: Plain Film Patterns and Differential Diagnoses*, fifth edition. Philadelphia, Mosby, 2003, pp 6-24.

相关参考文献

Thoracic Radiology: THE REQUISITES, 2nd ed, pp 40-41.

点　评

　　胸部 X 线片显示多发性肿块，其与邻近胸壁成钝角，并且有不完全的、逐渐变窄的边缘。如此表现是胸内、肺外的典型定位特征。肋骨破坏（CT 图像显示得最好）的识别可以确定肿块位于胸膜外。

　　成人患者中，伴随肋骨破坏的胸壁肿块最常见的原因是转移瘤和多发性骨髓瘤。CT 增强检查显示肿块明显强化，此类影像表现与富血供转移有关。出现此类表现最常见的原因是转移性甲状腺癌和肾细胞癌。

注　释

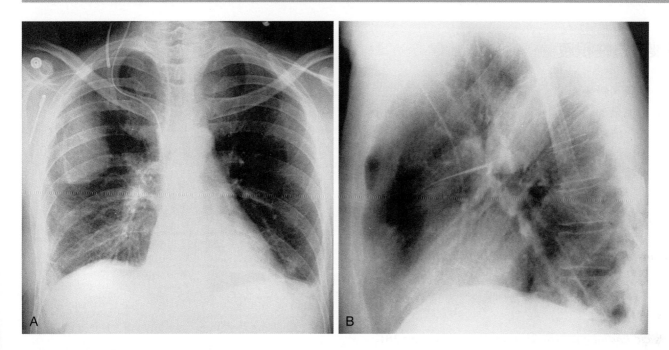

1. 位于右半胸的融合阴影的具体定位是什么？
2. 正位胸部 X 线片上该阴影的什么特征提示肺实质外定位？
3. 侧位胸部 X 线片上该阴影的什么特征提示胸膜位置？
4. 用于描述叶间裂内包裹性积液所致的肿块样阴影的术语是什么？

斜裂包裹性积液

1. 胸膜（斜裂）。
2. 不完全的边缘（中下部出现锐利边缘和上外侧缺乏清晰边缘）。
3. 椭圆形形态和倾斜走向符合斜裂的走向。
4. 肿瘤消失、幻影肿瘤，或假性肿瘤。

参考文献

Reed JC: Pleural and subpleural opacities. In: *Chest Radiology: Plain Film Patterns and Differential Diagnoses*, fifth edition. Philadelphia, Mosby, 2003, pp 25-46.

相关参考文献

Thoracic Radiology: THE REQUISITES, 2nd ed, pp 381, 382.

点 评

本例中胸部 X 线片显示包裹性积液积聚于斜裂的特征性表现。这种包裹性积液最常发生于心力衰竭患者。包裹性液体在右肺比左肺更常见，并且水平裂比斜裂更易受累。由于包裹性液体积聚的短暂性特征，它们常被称为"肿瘤消失"、"幻影肿瘤"及"假性肿瘤"。这些术语应该避免在放射学报告中出现，以消除可能的混淆。

当液体被包裹在肺斜裂内时，它在正位胸部 X 线片上可以呈现为一不连续的、具有不完全边界（如第一幅图像）的肿块样阴影或呈现为一模糊的帆样阴影。侧位胸部 X 线片上，此包裹性液体积聚表现为一边界清楚的椭圆形阴影，其长轴与肺斜裂（如第二幅图）的倾斜轴方向一致。这种液体积聚的快速出现和消退通常可使人轻易地鉴别包裹性积液和实性胸膜肿块。当诊断有疑问时，卧位投照是有帮助的，因为这将显示游离液体的位置变化。CT 能够容易地将胸膜液积聚和实性肿块区别开来，同时 CT 在入选的"问题"病例中也是有用的，这些病例在卧位 X 线片上，液体由于包裹而缺乏流动。

注 释

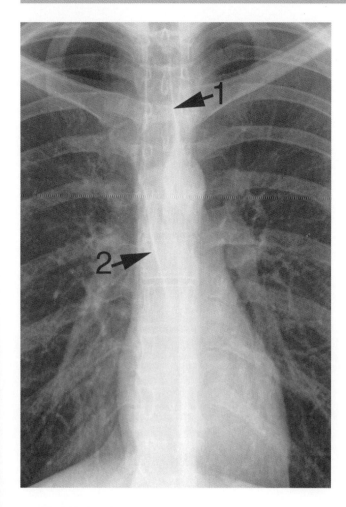

1. 说出箭头 2 指示的纵隔线的名称。

2. 几层胸膜形成了这条线？

3. 前或后联合线中哪条线延伸到锁骨水平以上？

4. 前或后联合线中哪条线更易被显示？

联合线

1. 前联合线。
2. 四层。
3. 后联合线（箭头 1）。
4. 前联合线。

参考文献

Müller NL, Silva CIS: Normal chest radiograph. In: Silva CIS, Müller NL, Eds. *Imaging of the Chest*. Philadelphia, Saunders, 2008, pp 3-33.

相关参考文献

Thoracic Radiology: THE REQUISITES, 2nd ed, pp 339, 341.

点 评

正位锥形 X 线片显示前联合线（箭头 2）的正常表现，前联合线是由两肺的脏胸膜和壁胸膜在纵隔前方紧密重叠所形成的。同样，后联合线（箭头 1）代表了两肺脏壁层胸膜在纵隔后方的重叠。

胸腔的前部开始于胸廓入口。因此，前联合线始于锁骨的下表面。正如本例患者所示，前联合线的典型行程为自右向左倾斜走向。胸腔的后部向上延伸超过了前部。因此，后联合线在锁骨水平以上可以看到，正如本例图像所见。后联合线典型表现为一垂直线，常常透过气管内的气柱看得到。

识别移位或闭塞的联合线有助于鉴别和定位纵隔肿块。联合线的移位也是容积减小的指征，它常伴随肺叶或全肺的不张。

注 释

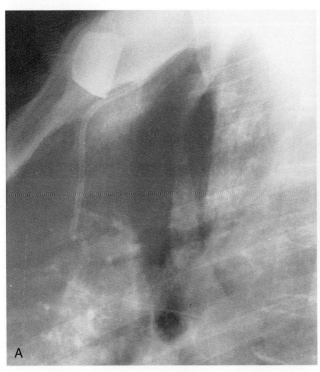

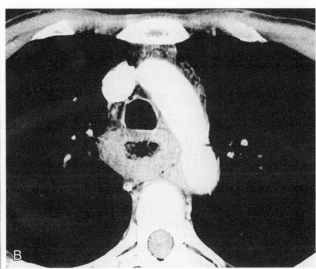

1. 侧位胸部 X 线片上观察到的气管食管带增厚的最可能原因是什么?
2. 食管癌发生的主要危险因素是什么?
3. 食管肿瘤最常见的 2 种细胞类型是什么?
4. 最常见的食管良性肿瘤是什么?

食管癌

1. 食管癌。
2. 吸烟和饮酒（其他危险因素包括贲门失弛缓症、先前存在的良性狭窄、巴雷特食管、食管侵填体、普鲁默-文森综合征及口炎性腹泻）。
3. 鳞状细胞癌和腺癌共同占食管癌的 90% 以上。
4. 平滑肌瘤。

参考文献

Kim TJ, Kim HY, Lee KW, Kim MS: Multimodality assessment of esophageal cancer: preoperative staging and monitoring of response to therapy. *Radiographics* 29:403-421, 2009.

相关参考文献

Thoracic Radiology: THE REQUISITES, 2nd ed, pp 364-366.

点　评

　　侧位胸部 X 线片显示气管食管带异常增厚及气管向前移位。气管食管带厚度超过 5mm 应该考虑为异常，并且常常预示食管癌的存在。CT 图像可以证实食管壁的增厚。该层面以下（未显示）的图像显示一阻塞食管肿瘤。

　　食管癌患者中，CT 对于评价食管原发病变的范围、辨别淋巴结扩散及确定肿瘤是否突破食管是有帮助的。CT 常与超声内镜、正电子发射断层扫描（positron emission tomography，PET）联合应用以达到肿瘤分期的目的。

　　在美国，尽管鳞状细胞癌曾经代表了 90% 以上的食管肿瘤，但腺癌的发病率有明显的增长。目前，腺癌和鳞状细胞癌有相似的发病率。

注　释

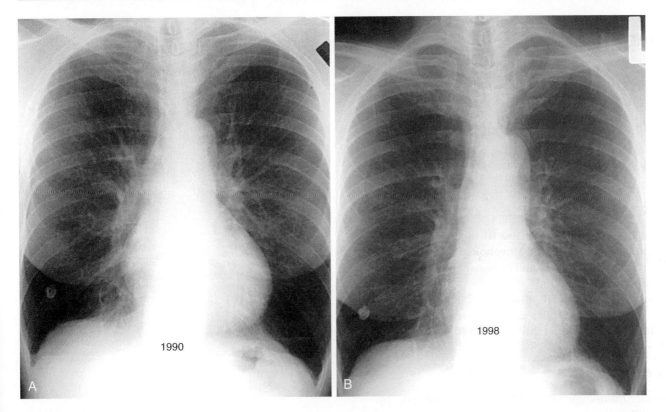

1. 在这两次胸部 X 线片摄影的间隔期间，该结节的测量结果显示没有变化。该结节是良性，不确定，还是恶性？
2. 说出至少 3 种良性钙化类型。
3. 说出至少一种不考虑为良性肿瘤的钙化类型。
4. 需要胸部 X 线片或 CT 随访以进一步评价该结节吗？

良性钙化性肉芽肿

1. 良性。
2. 弥漫性、中心性、"爆米花"样及层状（向心性）钙化。
3. 偏心性钙化；斑点状钙化。
4. 不需要。

参考文献

Erasmus JJ, Connoly JE, McAdams HP, Roggli VL: Solitary pulmonary nodules: part I. Morphologic evaluation for differentiation of benign and malignant lesions. *Radiographics* 20:43-58, 2000.

Erasmus JJ, McAdams HP, Connoly JE: Solitary pulmonary nodules: part II. Evaluation of the indeterminate nodule. *Radiographics* 20:59-66, 2000.

相关参考文献

Thoracic Radiology: THE REQUISITES, 2nd ed, pp 284-286.

点　评

　　胸部 X 线片证实右肺下叶小结节在超过 8 年的随访中大小稳定。图像显示小结节呈层状钙化，这是一种公认的良性钙化类型。

　　两项公认的良性孤立性肺结节放射学标准：①至少 2 年的无增长间隔期；②边缘光整的肺结节内可见良性钙化。

　　所有手术切除的孤立性肺结节中约一半为良性。提示良性诊断的临床指标包括 35 岁以下、结核接触史或居住于地方性肉芽肿流行地区。不幸的是，这些指标对大多数个体病例不具备特异性。

　　对于不符合公认的放射学良性标准的肺结节患者，薄层 CT 平扫常作为首选，用于结节的进一步评价。与传统 X 线片相比，CT 对于检测结节内的钙化和脂肪有更高的敏感性。在某些病例中，CT 影像能够对特殊的良性病变提供确切诊断，诸如肉芽肿、错构瘤、动静脉畸形、肺梗死、黏液嵌塞及肺隔离症。

　　当 CT 不能提供明确诊断时，进一步评价的方法依赖于患者的症状和结节形态。非侵袭性影像模式，如 CT 增强用以评价结节的异常强化，FDG-PET 判断结节的 FDG 吸收，用于鉴别良、恶性结节。

注　释

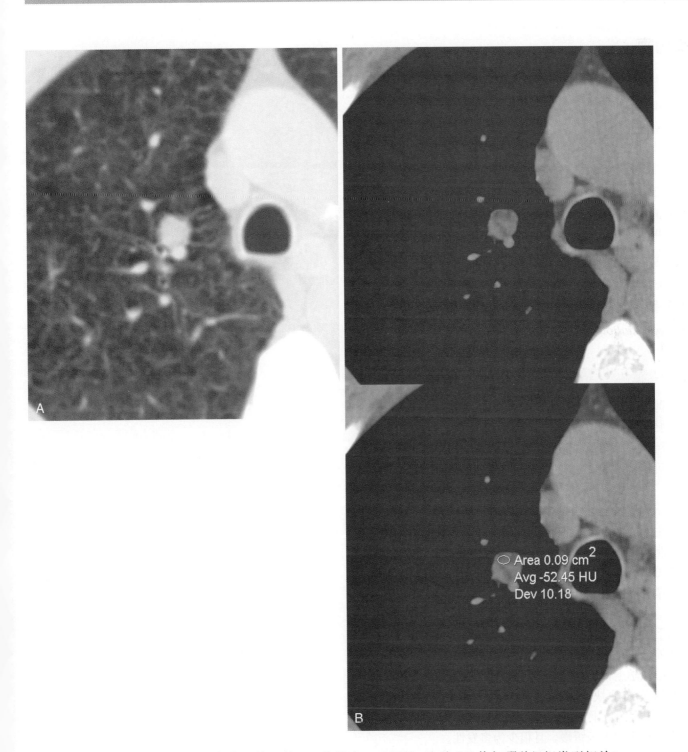

1. 结节的 CT 密度测量显示低密度区域，其 CT 值约为－52HU。这种 CT 值与哪种组织类型相关？

2. 该孤立性肺结节的诊断是什么？

3. 这是良性还是恶性病变？

4. 随时间的推移，错构瘤的大小总是稳定的吗？

错构瘤

1. 脂肪。
2. 错构瘤。
3. 良性。
4. 不是。

参考文献

Erasmus JJ, Connolly JE, McAdams HP, Roggli VL: Solitary pulmonary nodules: Part I. Morphologic evaluation for differentiation of benign and malignant lesions. *Radiographics* 20:43-58, 2000.

相关参考文献

Thoracic Radiology: THE REQUISITES, 2nd ed, pp 253, 254.

点　评

薄层 CT 影像显示右肺上叶一边缘光整的球形孤立性肺结节。结节含有数个低密度区域，其代表了脂肪的沉积。肺结节内脂肪组织（－50～－150HU）的识别可以确立错构瘤的诊断，它是最常见的肺良性肿瘤。

错构瘤是一种获得性疾病，它是肺内正常组织的杂乱生长。病理上，肿瘤包含有软骨、纤维组织和成熟的脂肪细胞。其他间质成分，诸如骨、血管和平滑肌也可出现于肿瘤中。

错构瘤好发于 30～70 岁人群，发病高峰在 50～60 岁。女性略多见。大多数病灶是无症状患者在常规胸部 X 线片检查时偶然发现的。支气管内错构瘤是一个例外，它可以出现气道阻塞的症状。

影像学上，错构瘤典型表现为边缘清楚的孤立性球形结节或肿块。在 10%～15% 的传统 X 线片和 25% 的 CT 图像上可见到特征性的"爆米花"样钙化。典型的错构瘤生长缓慢，且很少为多发性。

对于诊断错构瘤，薄层 CT 评价比传统 X 线片更加准确。在大多数病例，CT 将显示以下征象：脂肪密度灶；脂肪和钙化相混合；或小叶状（"爆米花"样）钙化。

注　释

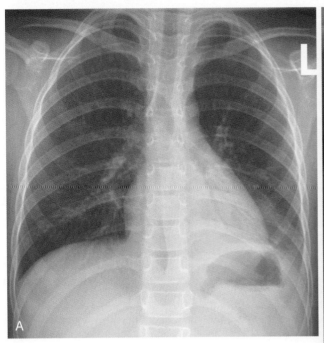

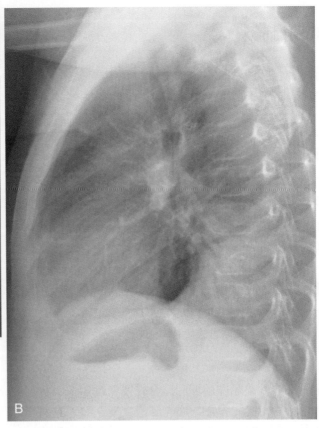

1. 说出此患者左肺下叶所见到的肺部阴影的类型。

2. 用于描述左肺下叶含气的管状、分枝状结构的术语是什么？

3. 说出至少 3 种能够充填肺泡腔并使气腔密度增高的物质。

4. 说出与正常宿主（非免疫抑制）大叶性肺炎最相关的病原微生物。

左肺下叶肺炎

1. 肺泡实变。
2. 空气支气管征。
3. 水（水肿）、脓液（肺炎）、血（出血）、细胞（支气管肺泡细胞癌）及蛋白质（肺泡蛋白沉着症）。
4. 肺炎链球菌。

参考文献

Gharib AM, Stern EJ: Radiology of pneumonia. *Med Clin North Am* 85:1461-1491, 2001.

相关参考文献

Thoracic Radiology: THE REQUISITES, 2nd ed, pp 27-28, 80-82.

点　评

胸部 X 线片显示左肺下叶融合性高密度影，其内可见明显的空气支气管征，这与肺泡实变一致。这种表现是由于水、脓液、血、细胞或蛋白质在肺泡腔内积聚所引起的。

一旦某种类型的肺泡实变被确认，进一步明确病变的分布、慢性病程及相关影像所见与患者的临床表现是重要的。

肺泡实变的分布有助于缩小鉴别诊断范围。例如，双侧性、肺门周围分布的肺泡实变高度提示流体静力性肺水肿。相反，本例实变呈现为显著的肺叶分布，这种类型最常与肺炎相关。引起大叶性肺炎最常见的病原体是肺炎链球菌。其他病原体，诸如肺炎克雷伯菌、嗜肺军团菌及肺炎支原体，亦可产生肺叶实变。

关于实变类型的慢性过程，最好通过比较当前胸部 X 线片与先前胸部 X 线片来决定。慢性气腔病变或实变的存在与少数疾病的鉴别诊断相关，这些疾病包括细支气管肺泡癌（bronchioloalveolar carcinoma, BAC）、肺泡蛋白沉着症、脂质性肺炎、淋巴瘤，以及结节病的"肺泡"形式。

注　释

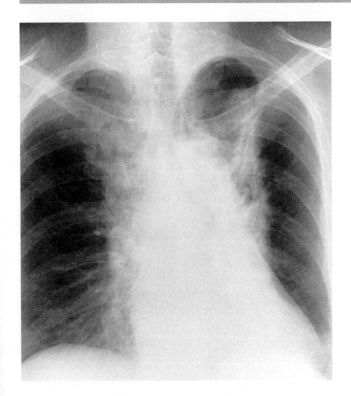

1. 该患者有霍奇金淋巴瘤病史，其纵隔旁肺实质高密度影最可能的病因是什么？
2. 这是淋巴瘤患者接受斗篷野照射治疗的一种常见表现吗？
3. 放射治疗（放疗）结束后胸部 X 线片何时能够显示放射性肺炎？
4. 说出用于描述纤维化病灶内支气管扩张的术语。

放射性肺炎

1. 放射性肺炎。
2. 是。
3. 6～8 周。
4. 牵拉性支气管扩张症。

参考文献

Choi YW, Munden RF, Erasmus JJ, et al: Effects of radiation therapy on the lung: radiologic appearances and differential diagnosis. *Radiographics* 24:985-997, 2004.

相关参考文献

Thoracic Radiology: THE REQUISITES, 2nd ed, pp 277-278, 280.

点 评

胸部 X 线片显示纵隔旁两侧分布的、伴有空气支气管征的肺实质高密度影。地图状边界和几何学形态符合放射野。

放射性肺炎和纤维化见于绝大多数接受斗篷野照射治疗的淋巴瘤患者。在治疗完成后 6～8 周内，胸部 X 线片通常可以观察到放射性肺炎。但是 CT 可以较胸部 X 线片更早发现轻微异常（治疗完成后数周内）。这种病灶的特征是边界锐利，且不受肺的解剖结构如叶间裂的限制。纤维化通常在放射治疗后 6～12 个月形成。随着时间的推移，肺实质病灶逐渐趋向线条状形态，并常常伴有容积缩小和牵拉性支气管扩张症。

几种方法已用于产生足够放射剂量以到达肿瘤，同时限制正常肺组织的照射总量。这些技术包括限制放射野、切线束照射、适形放疗和调强放疗。这些方法也可导致不同类型的放射肺损伤。了解时间联系和治疗类型有助于将放射性改变与感染和恶性肿瘤鉴别开来。

注 释

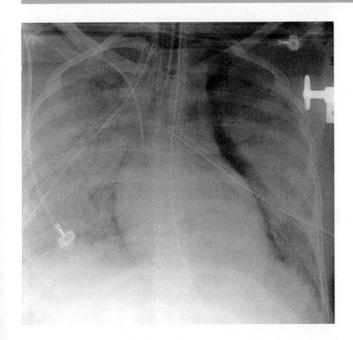

1. 定义急性呼吸窘迫综合征（acute respiratory distress syndrome，ARDS）。
2. 说出至少 3 种病因。
3. 该患者气压性损伤的哪种征象明显？
4. 这种肺泡外气体异常积聚的分布如何？

气压性损伤所致左前内侧气胸并发的急性呼吸窘迫综合征

1. ARDS 是急性呼吸衰竭的一种临床诊断，以重度缺氧为特征，胸部 X 线片上常见弥漫性肺实质影。
2. 败血症，创伤，重症肺炎，循环性休克，误吸，毒素吸入，药物过量，近乎淹溺，多次输血。
3. 气胸。
4. 前内侧。

参考文献

Hansen-Flaschen J, Sietel MD: Acute respiratory distress syndrome: definition; epidemiology; diagnosis; and etiology. In: Rose BD, Ed. *UpToDate*, Waltham, MA, UpToDate, 2008.

相关参考文献

Thoracic Radiology: THE REQUISITES, 2nd ed, pp 154-155.

点　评

服用过量药物试图自杀患者的胸部 X 线片显示弥漫性双肺阴影及明显空气支气管征。考虑到床旁仰卧位摄片技术中，心影不显增大，图像显示沿左侧纵隔轮廓分布的显著透亮影，符合左前内侧气胸所见。

ARDS 是急性肺损伤的一种严重形式，其被认为囊括了一大类有共同病理生理学和临床特征的不同病变。它可以由多种肺和肺外情况，包括药物过量（本例患者的致病原因）引起。

由于肺顺应性减低和持久机械通气的需要，ARDS 患者经常发生气压性损伤，包括皮下气肿、气胸、纵隔气肿及间质性肺气肿。

注　释

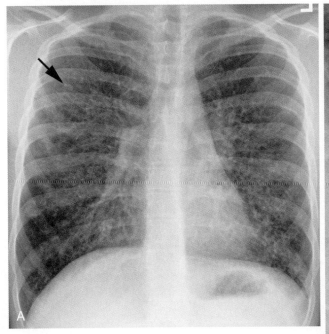

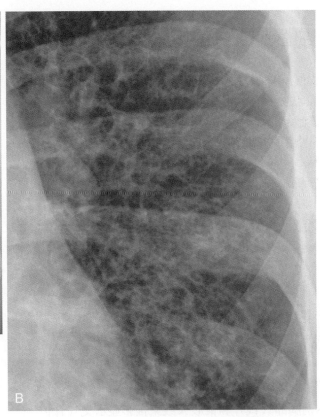

1. 说出本例支气管扩张症的两种影像学征象。
2. 肺上叶严重支气管扩张症的最可能原因是什么?
3. 这种疾病如何遗传?
4. 这种情况曾经最初出现在成人吗?

囊性纤维化

1. 支气管壁增厚形成平行的线状阴影（轨道征）和印戒征。
2. 囊性纤维化（cystic fibrosis，CF）。
3. 常染色体隐性遗传。
4. 是——偶尔中度的 CF 在成人患者中首次被诊断。

参考文献

Webb WR: Radiology of obstructive lung disease. *AJR Am J Roentgenol* 169:637-647, 1997.

相关参考文献

Thoracic Radiology: THE REQUISITES, 2nd ed, pp 318-319.

点 评

本例胸部 X 线片和锥形 X 线束摄影显示支气管扩张症，依据为支气管壁增厚（轨道征）和印戒征（第一幅图箭头所示）。尽管病变为弥漫性分布，但肺底部最少受累。本例所见是典型的CF，是一种以外分泌腺异常分泌为特征的遗传性疾病，这些腺体包括气道、胰腺、大肠、唾液腺和汗腺。本病的主要临床表现是支气管扩张所致的慢性肺疾病和胰功能不全。

尽管CF通常在婴儿期和儿童期被诊断，但本病中度类型偶尔在成人中首次诊断。患者肺部感染的危险性增加，致病微生物种类繁多，包括金黄色葡萄球菌、铜绿假单胞菌、流感嗜血杆菌及洋葱假单胞菌。洋葱假单胞菌是 CF 病程后期主要的感染原因。CF 的主要症状与复发性肺部感染有关，包括排痰性咳嗽、哮鸣、呼吸困难和咯血。CF 的诊断可以通过异常发汗试验或分子生物学试验（聚合酶链反应）来证实。

典型的胸部 X 线片所见包括支气管壁增厚、气道扩张导致的囊状气腔、过度膨胀及黏液嵌塞。复发性实变病灶和肺不张常见。肺门增大常见于成人患者，且多继发于肺门淋巴结肿大或肺动脉高压（PAH）。

注 释

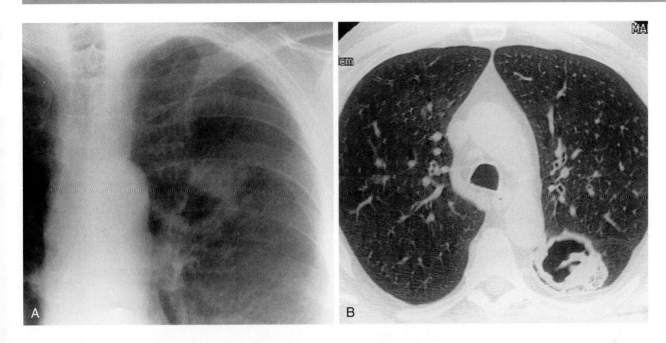

1. 仅根据影像特征，你能够确定地鉴别感染性空洞与和肿瘤性空洞吗？

2. 根据本病例空洞的位置，最需要考虑的感染性疾病是什么？

3. 当一个患者出现一个或更多空洞时，除了感染性和肿瘤性原因外，你应该考虑哪些别的异常？

4. 哪种肺癌细胞类型与空洞形成密切相关？

原发型肺结核空洞

1. 否。
2. 原发型肺结核。
3. 血管炎和肉芽肿病。
4. 鳞状细胞癌。

参考文献

Reed JC: Solitary localized lucent defect. In: *Chest Radiology: Plain Film Patterns and Differential Diagnoses*, fifth edition. Philadelphia, Mosby–Year Book, 2003, pp 406-426.

相关参考文献

Thoracic Radiology: THE REQUISITES, 2nd ed, pp 102-104.

点　评

空洞指位于结节、肿块或实变核心内的透光区。许多原因可引起空洞，包括感染（化脓性和肉芽肿性）、肿瘤、血管炎、肉芽肿病变，以及罕见的梗死。孤立性空洞最常见的原因是感染和肿瘤。

某些特征能够帮助你确定空洞的可能原因，但是在大多数病例，它们没有足够的特异性以容许你做出明确的诊断。需要考虑的特征包括壁的厚度、液平的存在与否、部位及邻近肺实质的异常。关于壁的厚度，薄壁（直径＜4mm）空洞常为良性。相反，肿瘤性空洞典型表现为厚壁。空洞壁厚度有相当大的重叠性，因而它不应该作为唯一标准。关于液平的存在，它常与良性结节相关；然而，液平偶尔见于肿瘤性空洞，常由于继发感染或出血引起。关于空洞的部位，血源性空洞常有一个下叶分布优势，反映了血流的重力学分布特征。原发型肺结核空洞最常位于上叶尖段、后段及下叶背段。原发性肺癌最常见于上叶，但任何肺叶均可累及。关于邻近肺实质的异常，原有实变区域发生空洞是肺脓肿的典型表现。

注　释

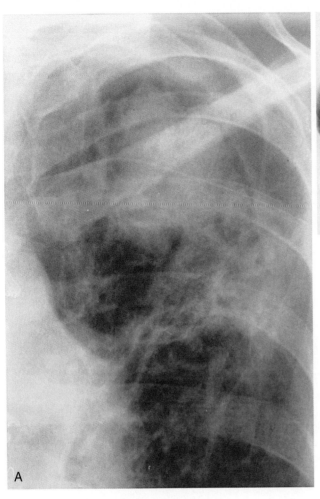

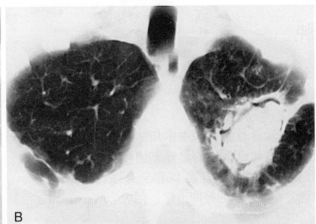

1. 腔内肿块最可能的原因是什么?

2. 哪种胸膜异常常伴随该病的发展?

3. 该病的无症状患者常用的治疗方法是什么?

4. 说出至少 2 种在此过程中咯血患者的治疗选择。

足菌肿

1. 足菌肿（足分枝菌病）。
2. 胸膜增厚。
3. 无。
4. 支气管动脉栓塞术和手术切除是最常见的治疗选择。其他已报道的治疗方法包括经皮空洞插管直接滴注两性霉素 B 和全身性抗真菌治疗（通常作为手术的辅助治疗）。

参考文献

Franquet T, Müller NL, Giménez A, et al: Spectrum of pulmonary aspergillosis: histologic, clinical, and radiologic findings. *Radiographics* 21:825-837, 2001.

相关参考文献

Thoracic Radiology: THE REQUISITES, 2nd ed, pp 113-114.

点　评

　　胸部 X 线片和胸部 CT 显示左肺上叶空洞内肿块和肺尖胸膜增厚。影像学表现是曲菌肿的特征，它是曲霉病最常见的放射学形式。

　　曲霉肿（也称为足菌肿）是指发生于囊肿、空洞、肺大疱或支气管扩张区的腐生性感染。病理学上，曲霉菌球被认为是代表了曲霉菌菌丝、黏液及细胞碎片的组合体。

　　曲霉肿形成的危险因素包括囊性纤维化、结核及肺气肿。感染在临床上处于静止期许多年。主诉症状包括咳嗽、体重减轻及反复咯血。尽管咯血通常为少量，但少部分患者可出现大量的危及生命的咯血。严重的咯血需要治疗，如支气管动脉栓塞术。

　　曲霉菌球特征性影像学表现为空洞或薄壁囊肿内的圆形依附性阴影。该依附性阴影通常由于多发线样气体聚集影而密度不均，从而导致"海绵样"表现。常发生于上叶并伴随胸膜增厚。少数病例中，曲霉菌球随患者体位的改变而移动。曲霉肿常被新月形气体影包绕，即"空气半月征"。然而，少数患者中，曲霉菌球可完全充填空洞，而在空洞与曲霉菌球间无可见的气体影。

注　释

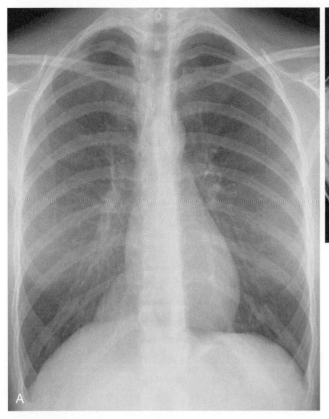

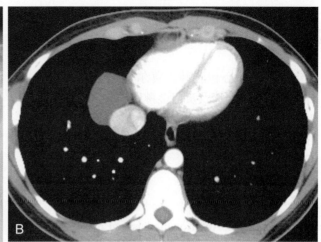

1. 说出至少 4 种右侧心膈角肿块的可能病因。
2. 这些病变中哪个是该病的诊断？
3. 心包囊肿更常见于右侧还是左侧？
4. 心包囊肿通常和心包腔相通吗？

心包囊肿

1. 心包脂肪垫、心包囊肿、莫尔加尼裂孔疝、脂肪瘤、胸腺脂肪瘤及贲门上淋巴结肿大。
2. 心包囊肿。
3. 右侧。
4. 不相通。

参考文献

Fujimoto K, Müller NL: Anterior mediastinal masses. In: Müller NL, Silva CI, Eds. *Imaging of the Chest*. Philadelphia, Saunders, 2008, p 1517.

相关参考文献

Thoracic Radiology: THE REQUISITES, 2nd ed, p 361.

点　评

　　胸部 X 线片显示一边缘光整的右侧心膈角肿块。右侧心膈角肿块的大多数病因为良性，正如答案 1 中所列。

　　尽管不同病因的右侧心膈角肿块胸部 X 线片表现相似，但 CT 表现因病灶成分而不同。心膈角肿块内若出现液体密度影，则符合心包囊肿，即本病例的诊断。这类囊肿附着于心包壁层，但通常不与心包腔相通。

　　心膈角肿块内出现脂肪密度可见于脂肪瘤、胸腺脂肪瘤及莫尔加尼裂孔疝。脂肪瘤常表现为均匀的脂肪密度，而胸腺脂肪瘤为含有脂肪和软组织成分的混合物。疝入的网膜脂肪可通过辨认匐行性、管状软组织密度的网膜血管来确诊。许多病例中，疝入的网膜脂肪也可伴随肠和（或）肝。偶尔，肠疝在胸部 X 线片上可见，从而容许作出该病的特异性诊断。

　　软组织密度的心膈角肿块提示贲门上淋巴结肿大，这类淋巴结是霍奇金病复发的常见部位。

注　释

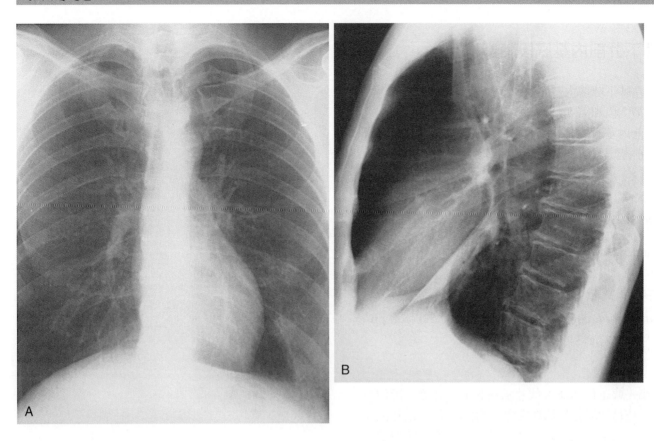

A

B

1. 实变位于哪个肺段?
2. 它对应哪些序号的支气管肺段?
3. 说出正位胸部 X 线片上左肺下叶基底段支气管从外向内的顺序。
4. 右侧的顺序怎样?

左肺下叶前内基底段肺炎

1. 左肺下叶前内基底段。
2. 第 7 段和第 8 段。
3. 前内基底段、外基底段及后基底段（ALP）。
4. 前基底段、外基底段、后基底段、内基底段。

参考文献

Müller NL, Silva CI: Normal chest radiograph. In: Müller NL, Silva CI, Eds. *Imaging of the Chest*. Philadelphia, Saunders, 2008, pp 13-15.

相关参考文献

Thoracic Radiology: THE REQUISITES, 2nd ed, pp 80-82.

点　评

　　第一幅正位胸部 X 线片示左肺下叶外侧一隐约可见的实质性阴影。局灶性实变在侧位胸部 X 线片上显示清楚，前缘锐利，以斜裂为界。该位置在解剖学上对应于左肺下叶前内基底段。

　　注意正位胸部 X 线片上前内基底段的特征性外侧位置。正位胸部 X 线片上左肺下叶基底段的顺序（从外向内）为前内、外、后（ALP）。右肺下叶基底段的顺序（从外向内）为前、外、后、内。

注　释

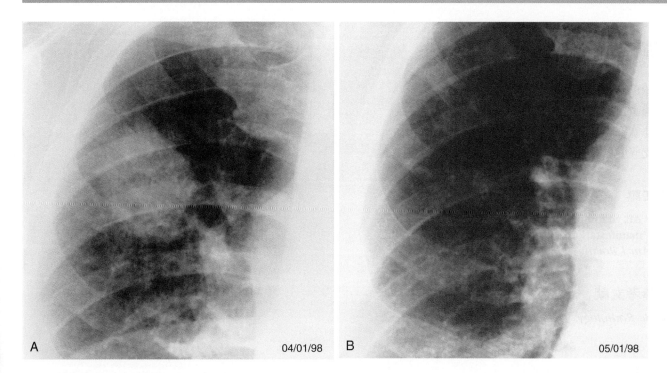

A 04/01/98　　　B 05/01/98

1. 该患者接受了一个疗程的抗生素治疗，两张胸部 X 线片间隔 1 个月（第一张先于第二张）。可能的诊断是什么？

2. 哪种微生物与球形肺炎密切相关？

3. 球形肺炎更常见于成年人还是儿童？

4. 仅根据第一幅图中的影像表现，需考虑的最重要鉴别诊断是什么？

球形肺炎

1. 球形肺炎。
2. 肺炎链球菌。
3. 儿童。
4. 支气管肺癌。

参考文献

Wagner AL, Szabunio M, Hazlett KS, Wagner SG: Radio-
logic manifestations of round pneumonia in adults.
AJR Am J Roentgenol 170:723-726, 1998.

相关参考文献

Thoracic Radiology: THE REQUISITES, 2nd ed, pp 82,
83.

点　评

　　肺炎有时可表现为一圆形的、边缘光整或不规则的肿块状阴影。球形肺炎更常见于儿童，而不是成人，最常与肺炎球菌性肺炎相关。球形肺炎也与其他多种微生物有关，包括肺炎克雷伯菌、流感嗜血杆菌及结核分枝杆菌等。球形肺炎也被描述为严重急性呼吸综合征（severe acute respiratory syndrome，SARS）冠状病毒感染的一个表现。

　　当成年患者出现圆形、肿块状阴影时，支气管肺癌是要考虑的最重要诊断。因为肿瘤（特别是支气管肺泡细胞癌和淋巴瘤）偶尔可出现空气支气管征，但该征象的出现与否对于鉴别感染与肿瘤帮助不大。此外，只有少数球形肺炎在胸部 X 线片上可见空气支气管征。

　　近期胸部 X 线片正常且有感染病史有助于球形肺炎的诊断。对于疑诊球形肺炎的成年患者，适当抗生素治疗后的胸部 X 线片随访是非常必要的。抗生素治疗后若圆形阴影没有完全消退，则一般要求采用侵袭性方法进一步评价以排除肿瘤。

注　释

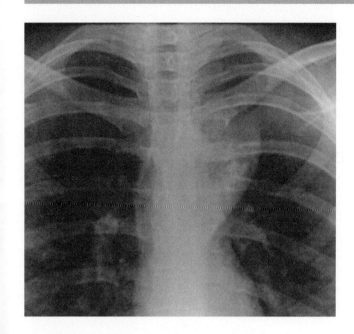

1. 说出提示该肿块位于纵隔的 2 个特征。
2. 哪些骨异常与该肿块相关?
3. 该骨异常能提示恶性病因吗?
4. 后纵隔肿块最常见的病因是什么?

于交感神经链起源肿瘤而不是周围神经起源肿瘤。

一旦胸部 X 线片显示可疑的神经源性肿瘤，为进一步评价病变，MRI 是首选的横断面成像手段，因为它能很好地显示肿瘤在椎管内的延伸或肿瘤相关的脊髓异常。

神经源性肿瘤（神经节瘤）

1. 边缘光滑、锐利，与邻近肺组织呈钝角。
2. 肋间隙增宽（左侧第 4、5 后肋）。
3. 不能。
4. 神经源性肿瘤。

注　释

参考文献

Duwe BV, Sterman DH, Musani AI: Tumors of the mediastinum. *Chest* 128:2893-2909, 2005.

相关参考文献

Thoracic Radiology: THE REQUISITES, 2nd ed, pp 362, 363.

点　评

神经源性肿瘤是后纵隔肿块最常见的病因。这类病变可分类为 3 组：①周围神经起源肿瘤（神经鞘瘤、神经纤维瘤）；②交感神经链起源肿瘤（神经节瘤、神经节神经母细胞瘤、神经母细胞瘤）；③副神经节起源肿瘤（嗜铬细胞瘤、化学感受器瘤）。这些肿瘤大多数（约 70%）为良性。

神经源性肿瘤典型发生于 40 岁前，无症状患者中大多数病变是偶然发现的。有症状的病变典型者常产生神经性症状如神经根痛和感觉异常。脊柱内延伸可引起脊髓压迫症状。

有趣的是，起源于周围神经的肿瘤（诸如神经鞘瘤）形态上不同于交感神经链起源的肿瘤（如神经节瘤）。前者常为圆形，后者常为梭形且垂直走向。注意该病例中肿块为梭形并垂直走向，这是典型的神经节瘤。

肋间隙增宽及肋骨侵蚀等肋骨异常常与神经源性肿瘤有关，并不能提示恶性。相反，骨质破坏常怀疑恶性肿瘤。椎体异常较常见，其在 CT 上较易显示。起源于周围神经的肿瘤常伴有神经孔增大。相反，起源于交感神经链的肿瘤常导致椎体前外侧侵蚀。

在横断面成像上，良性神经源性肿瘤通常密度均匀、边缘清楚。恶性病变常表现为密度不均、边缘不规则。

少数病例可见钙化，CT 比胸部 X 线片更易显示。注意该病例胸部 X 线片可见局灶性钙化。钙化更常见

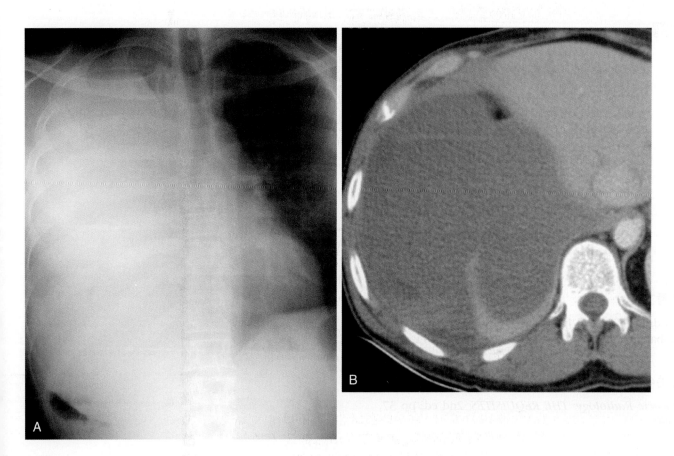

1. 说出 6 个全肺不张的病因。
2. 大量胸腔积液会引起纵隔结构向哪个方向移位？
3. 列出 3 个全肺不张的影像学表现。
4. 说出血胸的几个病因。

血胸

1. 支气管内肿瘤、黏液栓、气管内插管异位、异物、创伤后损害、结核性支气管狭窄。
2. 向对侧胸腔移位。
3. 一侧肺野完全或几乎完全为高密度影、纵隔向患侧移位、同侧横膈升高（急性血胸不明显）、对侧代偿性过度膨胀、侧位胸部 X 线片见胸骨后间隙增宽。
4. 创伤（钝伤或贯通伤）、医源性损伤（中心静脉插管）、手术并发症、抗凝血治疗、恶性肿瘤、月经性血胸。

参考文献

Woodring JG, Reed JC: Radiographic manifestations of lobar atelectasis. *J Thorac Imaging* 11:109-144, 1996.

相关参考文献

Thoracic Radiology: THE REQUISITES, 2nd ed, pp 37, 380.

点　评

　　一侧完全性肺不张可由引起主支气管阻塞的任何原因所导致，包括中央支气管内肿瘤、黏液栓或气管插管异位于对侧主支气管的医源性原因。

　　任意一侧完全性肺不张典型表现为患侧胸完全性高密度影，伴有纵隔向患侧移位及对侧代偿性过度膨胀。影像表现可能会误诊为大量胸腔积液或肺炎。导致完全性肺不张的中央支气管内肿瘤包括肺癌、类癌、错构瘤、腺样囊性癌、黏液表皮样瘤及转移瘤。正位胸部 X 线片上，支气管内肿瘤可产生"截断征"，即中央支气管的气柱突然中止，肿瘤的近侧缘常表现为边缘清楚的直面或凸面（左图）。

　　大量胸腔积液是一侧胸完全性高密度的另一个原因，它可通过纵隔结构偏离患侧而向对侧移位来鉴别。本例患者正在接受抗凝血治疗并出现右肩疼痛。

注　释

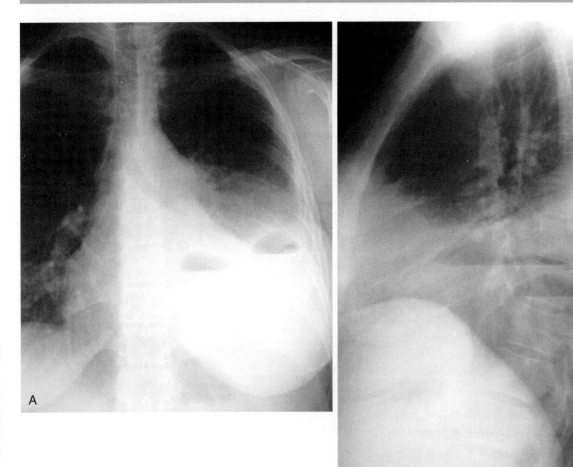

1. 胸腔积液内囊腔形成可诊断为脓胸吗?
2. 列出脓胸的 3 种 CT 表现。
3. 如果正位胸部 X 线片和侧位胸部 X 线片上阴影内的气-液平面长度几乎一样,诊断更可能是脓胸还是肺脓肿?
4. 胸腔积液内出现气-液平面的最可能原因是什么?

脓胸

1. 不能。
2. 双凸形积液、与胸膜面呈钝角、增强 CT 见胸膜分离征、邻近肺实质受压。
3. 肺脓肿。
4. 支气管胸膜瘘。

参考文献

Kuhlman JE, Singha NK: Complex disease of the pleural space: radiographic and CT evaluation. *Radiographics* 17:63-79, 1997.

相关参考文献

Thoracic Radiology: THE REQUISITES, 2nd ed, pp 385-386.

点　评

　　首先，脓胸在胸部 X 线片上的典型表现为胸腔积液。当脓胸由渗出期进展到脓性纤维蛋白期时，它可表现为包裹性积液，典型者为双凸形，较单纯性胸腔积液有更明确的边界，常挤压邻近肺实质。胸腔积液内出现气-液平面常提示存在支气管胸膜瘘。如本例所示，正位胸部 X 线片和侧位胸部 X 线片（正交）上气-液平面长度不一致，这点可与球形肺脓肿相关的气-液平面相区别，后者在正交胸部 X 线片上气-液平面长度基本一致。CT 显示这些特点更具优势，并且可显示包绕积液的脏胸膜、壁胸膜的光滑增厚及强化（胸膜分离征），该表现提示脓胸。脓胸的其他 CT 表现包括双凸形积液、与邻近胸膜呈钝角及邻近肺实质受压。CT 也可显示脓胸与胸壁间的胸膜外脂肪密度增高，尤其在慢性脓胸时。由于周围组织水肿，脂肪密度可能会增高。免疫力低下或未经任何治疗的患者，脓胸可流入胸壁皮下组织并产生皮下脓肿。

注　释

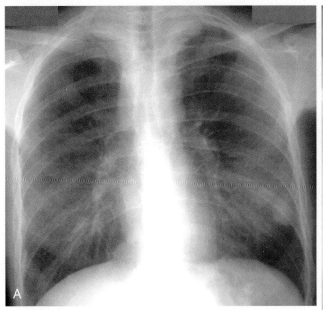

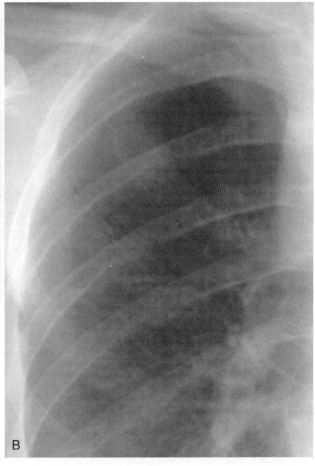

1. 说出肋切迹最常见的 2 个原因。
2. 哪些解剖结构沿肋骨下表面分布？
3. 神经纤维瘤病的骨骼表现是什么？
4. 肋骨骨质破坏的最常见病因是什么？

肋切迹

1. 主动脉缩窄、神经纤维瘤病。
2. 肋间动脉、静脉及神经。
3. 神经孔扩大、肋骨侵蚀（切迹）、肋骨分离、脊柱侧弯及椎体后部扇贝样压迹（硬膜扩张）。
4. 转移性疾病。

参考文献

Boone ML, Swenson BE, Felson B: Rib notching: its many causes. *Am J Roentgenol Radium Ther Nucl Med* 91:1075-1088, 1964.

相关参考文献

Thoracic Radiology: THE REQUISITES, 2nd ed, pp 362, 363.

点　评

影像上肋切迹是指一个或多个肋骨下表面的局限性侵蚀。肋切迹原来被认为是主动脉缩窄的特异性征象。然而，现在认为是其他病变的公认表现，大多数与动脉、静脉或神经这些肋间隙的主要结构有关。

肋切迹最主要的动脉性原因是主动脉缩窄伴继发性扩张的肋间动脉侧支血流。其他可能的动脉性原因包括肺血供减少性病变（即法洛四联症、肺动脉瓣闭锁、三尖瓣畸形及单侧肺动脉缺如）。肋切迹相关的静脉系统病变的可能原因为上腔静脉闭塞或肺（肋间）动静脉畸形。

肋切迹的第二个常见病因是肋间神经源性肿瘤的生长，尤其是神经纤维瘤，如本病例。图中指示双肺尖椎旁肿块和与双侧下位多根肋骨相关的软组织结节影——神经纤维瘤病的特征性表现。胸廓入口至膈的脊柱旁神经纤维瘤可导致纵隔增宽。神经纤维瘤病可累及多根肋骨，类似于主动脉缩窄所致的肋切迹。明显的肋骨破坏应高度怀疑恶性病变，典型由转移性病变所致。

注　释

提高篇

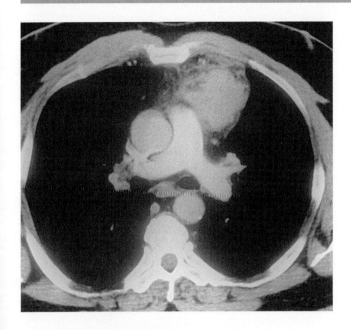

1. 肿块位于纵隔哪个部分?
2. 成年患者中前纵隔肿块多数起源于哪个器官?
3. 说出至少 3 种胸腺肿块的病因。
4. 如何区别侵袭性胸腺瘤和胸腺癌的转移方式?

胸腺肿块（胸腺癌）

1. 前纵隔。
2. 胸腺。
3. 胸腺瘤、胸腺增生、胸腺脂肪瘤、胸腺囊肿、胸腺癌及胸腺类癌。
4. 胸腺癌为血行转移，而侵袭性胸腺瘤典型的转移方式为胸腔内直接扩散（尤其是沿胸膜）。

参考文献

Nishino M, Ashiku SK, Kocher ON, et al: The thymus: a comprehensive review. *Radiographics* 26:335-348, 2006.

相关参考文献

Thoracic Radiology: THE REQUISITES, 2nd ed, pp 346-348.

点　评

　　前纵隔边界不清的软组织肿块，其鉴别诊断包括胸腺肿瘤、淋巴瘤及胚细胞瘤。淋巴瘤典型者伴有其他部位淋巴结肿大，而胚细胞瘤如成熟畸胎瘤常有脂肪或钙化密度影。

　　胸腺上皮性肿瘤占成年患者前纵隔肿块的大多数病因，最常见者为胸腺瘤。大多胸腺肿瘤影像学显示边界清楚，两个特例为侵袭性胸腺瘤和胸腺癌。侵袭性胸腺瘤是指胸腺瘤已经侵犯并突破纤维囊，此类病变倾向于局部扩散，常见邻近纵隔结构、胸壁侵犯，并沿胸膜面扩散（通常为单侧）。胸腺癌是一种罕见的胸腺肿瘤，除非已出现远处转移，否则在影像学上与侵袭性胸腺瘤难以鉴别。与侵袭性胸腺瘤不同，胸腺癌倾向于血行转移。

注　释

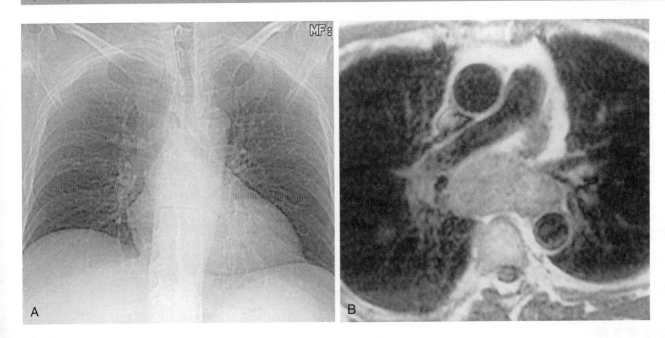

1. 第一幅图中隆突下肿块的鉴别诊断有哪些?

2. 根据 MRI 表现,最可能的诊断是什么?

3. 说出至少 3 个导致胸腔内转移性淋巴结肿大的原发肿瘤部位。

4. 第一幅图中哪一个纵隔界面向侧方移位?

继发于转移性疾病的隆突下淋巴结肿大

1. 隆突下淋巴结肿大、支气管源性囊肿及左心房扩大。
2. 隆突下淋巴结肿大。
3. 泌尿生殖系统、头颈部、乳腺及皮肤（黑色素瘤）。
4. 奇静脉-食管界面。

参考文献

Müller NL, Silva CI: Normal computed tomography of the chest. In: Müller NL, Silva CI, Eds. *Imaging of the Chest*. Philadelphia, Saunders, 2008, pp 68-72.

相关参考文献

Thoracic Radiology: THE REQUISITES, 2nd ed, pp 352-353, 373-375.

点 评

胸部 X 线片显示隆突下肿块伴奇静脉-食管界面向侧方凸出。隆突下肿块的鉴别诊断包括隆突下淋巴结肿大、支气管源性囊肿及左心房扩大。MRI 显示肿块为非血管性，类似于骨骼肌的中等信号强度。MR 特征提示淋巴结肿大。本病例中的淋巴结肿大继发于原发性肾细胞癌。

纵隔淋巴结肿大见于各类肿瘤性、感染性及炎症性疾病。肿瘤性原因包括转移性疾病（源于支气管肺癌或胸腔外原发肿瘤）、淋巴瘤及白血病。感染性原因包括结核（tuberculosis，TB），真菌、病毒及细菌感染。尽管后两种病变的淋巴结肿大在 CT 上可清楚显示，但在常规胸部 X 线片上常不易显示。炎症性原因包括结节病、巨淋巴结增生症（Castleman 病）及血管免疫母细胞淋巴结病。

注 释

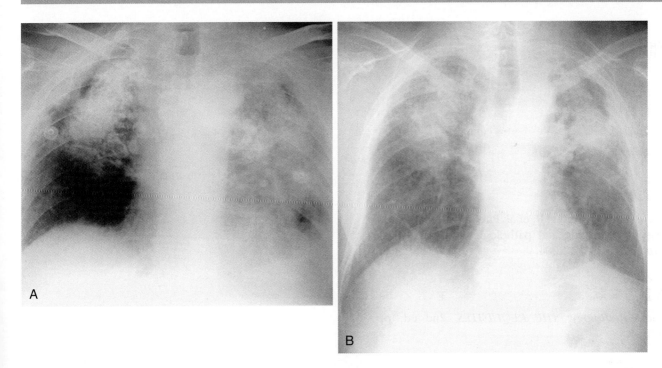

1. 用于描述两个患者所见到的肺部阴影融合区的术语是什么？
2. 哪一类尘肺病与该表现有关？
3. 该征象是尘肺病典型的单纯型还是复杂型？
4. 用于描述第一幅图中淋巴结钙化类型的术语是什么？

硅肺病

1. 进行性大量纤维化。
2. 硅肺病。
3. 复杂型。
4. 蛋壳样钙化。

参考文献

Chong S, Lee KS, Chung MJ, et al: Pneumoconiosis: comparison of imaging and pathologic findings. *Radiographics* 26:59-77, 2006.

相关参考文献

Thoracic Radiology: THE REQUISITES, 2nd ed, pp 201-205.

点　评

　　硅肺病是一种与吸入含有游离晶体硅或二氧化硅粉尘相关的纤维化肺疾病。与硅石暴露相关的职业包括重金属采矿、喷沙、铸造业及砌石等。硅肺病常为缓慢进行性慢性肺疾病，并有至少 20 年的潜伏期。

　　慢性硅肺病分为单纯型和复杂型。单纯型硅肺病无症状，胸部 X 线片典型表现为多发小结节影，直径范围为1～10mm。结节常有上肺野分布优势，并常见钙化。淋巴结肿大常见，并可表现为特征性的周边性蛋壳样钙化，如第一幅图所示。

　　复杂型硅肺病常有症状，并伴肺功能减低。一个或多个区域的硅结节融合成块，直径大于 1cm 是其特征。结节可见于中、上肺野外带。随着病程进展，结节分布趋向于肺门，残存肺组织可见肺气肿。两幅图像指示双肺中、上野较大的垂直走向的团块影，这是典型的复杂型硅肺病。当进行性大量纤维化更广泛时，残存肺野的结节常显示得不清楚。

注　释

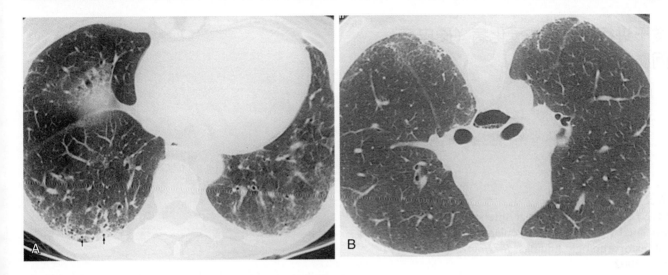

1. 高分辨 CT（HRCT）图像上肺部病变分布在什么部位？

2. 说出至少 3 种基底部和胸膜下分布的慢性浸润性肺疾病病因。

3. 进行性系统性硬化病患者中，非特异性间质性肺炎（nonspecific interstitial pneumonia，NSIP）还是普通型间质性肺炎（usual interstitial pneumonia，UIP）更常见？

4. 该疾病患者中你预期能看到哪种软组织异常？

继发于进行性系统性硬化病（硬皮病）的间质性肺疾病

1. 胸膜下和基底部。
2. 进行性系统性硬化病（硬皮病）。
3. 非特异性间质性肺炎（NSIP）。
4. 钙质沉着症。

参考文献

Kim EA, Lee KS, Johkoh T, et al: Interstitial lung diseases associated with collagen vascular diseases: radiologic and histopathologic findings. *Radiographics* 22:S151-S165, 2002.

相关参考文献

Thoracic Radiology: THE REQUISITES, 2nd ed, p 220.

点　评

　　HRCT 图像显示分布于胸膜下的不规则线样阴影、磨玻璃密度影及牵拉性细支气管扩张。牵拉性细支气管扩张是指肺外围小的、散在的囊状透亮影［第一幅图右肺下叶显示得最清楚（箭头所示）］，其代表扩张的细支气管。浸润性肺疾病的胸膜下和基底部分布优势是非特异性间质性肺炎（NSIP）和普通型间质性肺炎（UIP）的特征性表现。

　　UIP 的组织学特征是表现形式多样，包括部分正常肺组织、间质细胞浸润及活动期和终末期纤维化掺杂。UIP 常与多种慢性浸润性肺疾病相关，包括特发性肺纤维化、石棉沉着病（石棉肺）、结缔组织病及药物毒性损害。UIP 患者特征性 HRCT 表现包括主要分布于胸膜下和基底部的不规则线样阴影、磨玻璃密度影、牵拉性支气管扩张、细支气管扩张及蜂窝肺。

　　NSIP 以胸膜下和基底部分布优势的磨玻璃密度影、不规则线样阴影及牵拉性支气管扩张为特征。与 UIP 不同，蜂窝肺不出现于 NSIP 患者。

　　进行性系统性硬化病（也称为硬皮病）是一种结缔组织病，以众多器官系统纤维化和萎缩为特征，包括皮肤、肺、胃肠道、心脏和肾。肺部表现包括间质纤维化、肺血管疾病和胸膜增厚。其他常见表现包括食管扩张和运动障碍、纵隔淋巴结肿大，以及皮肤和皮下组织钙质沉着。

注　释

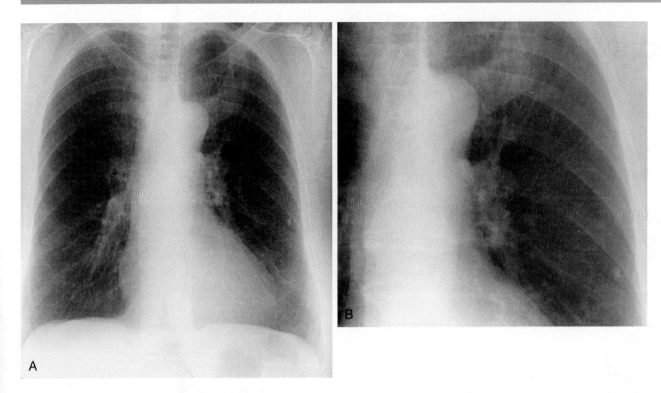

1. 用什么术语描述肺结节钙化伴淋巴结钙化?
2. 这些征象与原发型肺结核还是继发型肺结核关系更密切?
3. 术语恭氏灶指的是什么?
4. 说出至少 2 种与原发型肺结核有关的最常见放射学表现。

原发复合征

1. 原发复合征。
2. 原发型。
3. 发生于原发型肺结核肺实质最初受累部位的肺结节。
4. 肺实变及纵隔和肺门淋巴结肿大。

参考文献

Burrill J, Williams CJ, Bain G, et al: Tuberculosis: a radiologic review. *Radiographics* 27:1255-1273, 2007.

相关参考文献

Thoracic Radiology: THE REQUISITES, 2nd ed, pp 100-102.

点 评

肺实变及纵隔、肺门淋巴结肿大是原发型肺结核的特征。术语恭氏病变（或恭氏灶）是指原发型肺结核病变残留形成的肺结节。原发型肺结核患者若有较强的宿主免疫应答，那么肺实变会缓慢转归形成一边界清楚的结节。此类结节可完全消失或残存为一孤立的钙化性肉芽肿，即恭氏病变。淋巴结肿大是原发型肺结核的另一个征象，其也可消退。正如本病例中主-肺动脉窗和左肺门所见，一些残存的钙化淋巴结可见于病例中。

注 释

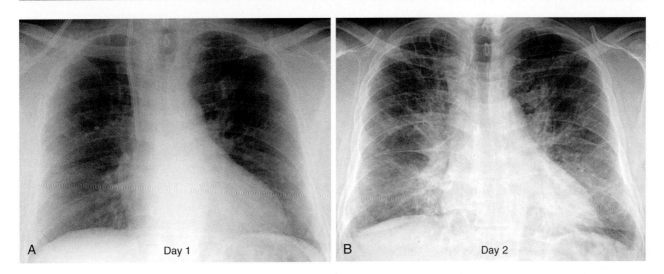

1. 第二幅图所示的急性间质性过程最可能的病因是什么？

2. Kerley A 线和 Kerley B 线的区别是什么？

3. 肺静脉楔压（pulmonary venous wedge pressure，PVWP）大约多高时会出现 Kerley 线？

4. 说出至少 3 种间质性肺水肿的放射学征象。

间质性肺水肿

1. 间质性肺水肿
2. Kerley A 线位于肺中央，自肺门发出，长度为 2～6cm；Kerley B 线位于肺周边，常延伸至胸膜面，长度不超过 2cm。
3. 高于 17mmHg。
4. 支气管周围袖套征、肺血管模糊，小叶间隔增厚（Kerley 线），叶间裂增厚。

参考文献

Müller NL, Silva CIS: Interstitial patterns. In: Silva CIS, Müller NL, Eds. *Imaging of the Chest*. Philadelphia, Saunders, 2008, pp 158-199.

相关参考文献

Thoracic Radiology: THE REQUISITES, 2nd ed, pp 330-332.

点　评

　　第二幅胸部 X 线片显示间质性肺水肿的几个典型征象，包括肺血管模糊、支气管周围袖套征及间隔线（Kerley 线）增厚。近期 X 线摄片（第一幅图）显示正常，说明这是一个急性过程。重要的辅助征象包括心脏轻度扩大和上叶血管管径增宽（头侧分布）。

　　心源性肺水肿是指继发于肺微血管压增高所致的肺血管外液体增多而致的肺水肿，它常由左心疾病引起，诸如左心室衰竭。心源性肺水肿常有特定的发病过程，水肿开始于肺间质，随着病情加重向肺泡腔扩展。

　　肺静脉高压和充血性心力衰竭典型的放射学表现与其生理参数有关，如肺静脉楔压（PVWP）。正常情况下，PVWP 低于 12mmHg。当 PVWP 升高到 13～17mmHg 时，可出现血流再分配。PVWP 高于 17mmHg 时，Kerley 线通常会显示。PVWP 高于 20mmHg 时，出现明显的右侧胸腔积液。PVWP 超过 25mmHg 时，常出现气腔密度增高，通常以肺中央及肺门周区最为显著。

　　当肺水肿消退时，胸部放射学表现可滞后于患者的临床症状。尽管肺静脉楔压转为正常，但肺水肿的放射学表现也可持续。

注　释

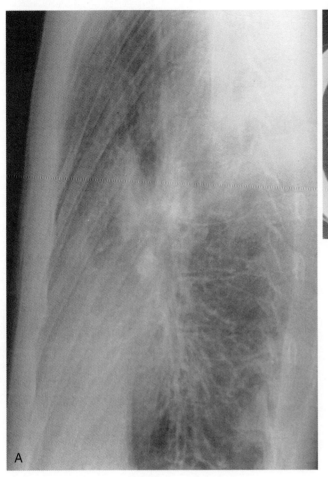

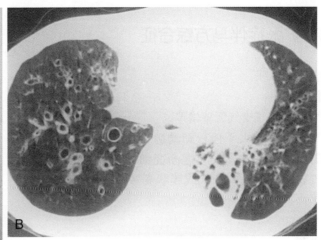

1. 该患者出现了哪一类气道异常？

2. 这类异常最常见的病因是什么？

3. 第一幅图中，支气管扩张症的哪种放射学征象在肺底部明显？

4. 说出至少 3 种支气管扩张症的 CT 征象。

支气管扩张症伴马方综合征

1. 支气管扩张。
2. 既往感染。
3. "轨道征"（支气管壁增厚）。
4. 支气管直径大于伴行肺动脉直径、肺外围支气管显示、正常支气管逐渐变细的特征消失、支气管壁增厚及串珠状或簇状囊肿伴或不伴气-液平面。

参考文献

Javidan-Nejad C, Shall S: Bronchiectasis. *Radiol Clin North Am* 47:289-306, 2009.

相关参考文献

Thoracic Radiology: THE REQUISITES, 2nd ed, pp 314-321.

点　评

　　支气管扩张症定义为支气管异常的、不可逆性扩张。支气管扩张症可继发于多种先天性及获得性病变。囊性纤维化是与先天性异常有关的最常见因素，同时既往感染，尤其儿童期病毒感染是最常见的后天病因。支气管扩张症是马方综合征的罕见并发症。侧位胸部 X 线片上显示该患者特征性的狭长胸腔。

　　轻度支气管扩张症患者胸部 X 线片多表现正常，但偶尔显示支气管壁的平行性增厚，即"轨道征"。囊状支气管扩张症胸部 X 线片可表现为簇状含气囊肿，常伴液平面。HRCT 对于诊断支气管扩张症有较高的敏感性和特异性，其表现包括支气管直径大于伴行肺动脉（当扩张支气管和伴行肺动脉在横断面显示时形成"印戒征"）、肺外周数厘米范围内可见支气管、正常支气管逐渐变细的特征消失、支气管壁增厚及串珠状或簇状囊肿。因为支气管壁增厚也可见于其他形式或气道病变，因此它不能作为诊断支气管扩张症的唯一标准。支气管扩张症的并发症包括反复感染、咯血、黏液嵌塞及肺不张（注意第二幅图中显示左肺下叶不张）。

注　释

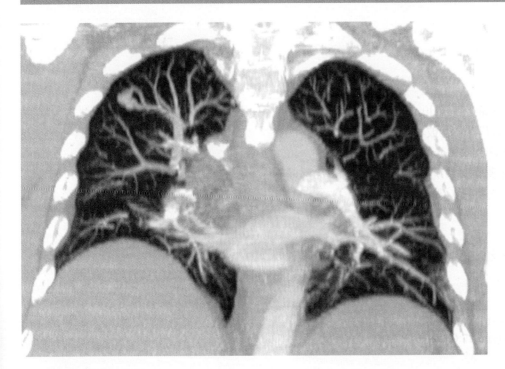

1. 该图像所示的是什么病？

2. 与肺动静脉畸形（arteriovenous malformations，AVMs）相关的综合征是什么？

3. 肺动静脉畸形中多发性的比例约是多少？

4. 说出至少 3 种与肺动静脉畸形有关的症状。

肺动静脉畸形

1. 肺动静脉畸形。
2. 遗传性出血性毛细血管扩张症（hereditary hemorrhagic telangiectasia，HHT），也被称为奥斯勒-韦伯-朗迪病（Osler-Weber-Rendu病），其以毛细血管扩张、AVMs 及多器官系统（包括肺、胃肠道、皮肤及中枢神经系统）微动脉瘤为特征。
3. 大约 30%。
4. 发绀、呼吸困难、脑卒中及脑脓肿。

参考文献

Lee EY, Boiselle PM, Cleveland RH: Evaluation of congenital lung anomalies. *Radiology* 247:632-648, 2008.

相关参考文献

Thoracic Radiology: THE REQUISITES, 2nd ed, pp 75-77.

点　评

　　肺动静脉畸形是指肺动脉和静脉间的异常相通，该交通缺乏正常分割这些血管结构的毛细血管网。该病变导致右向左分流。尽管许多患者在首次就诊时无症状，但右向左分流的并发症包括发绀、呼吸困难、脑卒中及脑脓肿。

　　肺动静脉畸形具有下叶分布优势，常发生于肺野内 1/3。当 AVMs 有一支供血动脉和一支引流静脉时被称为单纯型；当有两支或更多支供血动脉和引流静脉时则为复杂型。

　　胸部 X 线片上，肺 AVMs 表现为边界清楚的结节，常呈分叶状；供血动脉和引流静脉通常能显示。

　　肺动脉造影是以往确定病变数量、大小及血管构筑的首选方法。然而，具有多平面重组及三维重建功能的多层 CT（multidetector CT，MDCT）血管造影在检测 AVMs 及评价血管构筑方面，与肺动脉造影价值相当。目前，MDCT 是筛查肺 AVMs 的首选影像学方法，也可用于帮助选择恰当的治疗方案。肺 AVMs 大于 2cm 时常以血管内螺圈栓塞或气囊阻塞治疗。

注　释

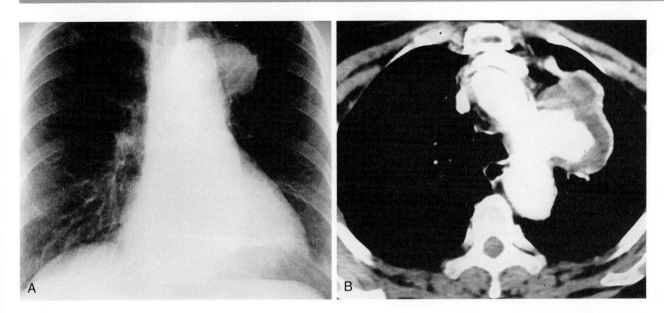

1. 该肿块位于纵隔哪个区域?

2. 该肿块最可能的诊断是什么?

3. 根据其形状该动脉瘤有哪些特征?

4. 这是囊性中层坏死相关动脉瘤的典型部位吗?

囊状主动脉瘤

1. 中纵隔。
2. 主动脉瘤。
3. 囊状。
4. 不是。

参考文献

Agarwal PP, Chughtai A, Matzinger FRK, Kazerooni EA: Multidetector CT of thoracic aortic aneurysms. *Radiographics* 29:537-552, 2009.

相关参考文献

Thoracic Radiology: THE REQUISITES, 2nd ed, pp 358-359.

点 评

　　血管病变是中纵隔肿块的一个重要病因，包括动脉瘤和血管变异。无论什么时候，只要发现主动脉旁肿块，都应该考虑到主动脉瘤，尤其当肿块边界与主动脉轮廓难以区分时。该病变可通过增强 CT 或 MRI 来确诊。

　　胸主动脉瘤是主动脉的异常扩张。主动脉瘤可根据其形态、主动脉壁的完整性及部位进行分类。就形态而言，动脉瘤可分为囊状或梭状动脉瘤。囊状动脉瘤以主动脉局限性外凸为特征，如第二幅图所示。病因学上此类动脉瘤常为创伤性或感染性。而梭状动脉瘤的特征性表现为主动脉全周圆柱状扩张，这是动脉粥样硬化性动脉瘤的典型表现。

　　根据主动脉壁的完整性，动脉瘤可分为真性和假性。真性动脉瘤有完整的动脉壁，其最常见的病因是动脉粥样硬化性动脉瘤。相反，假性动脉瘤与主动脉壁断裂有关。假性动脉瘤的实例包括感染（真菌）性和创伤后动脉瘤。

　　根据部位，主动脉瘤可分为原发于升主动脉、主动脉弓或降主动脉者。典型的累及升主动脉的动脉瘤包括与囊性中层坏死或梅毒相关的动脉瘤。其他病因所致的主动脉瘤，包括动脉粥样硬化、真菌感染、创伤等，常累及胸降主动脉和主动脉弓。

注 释

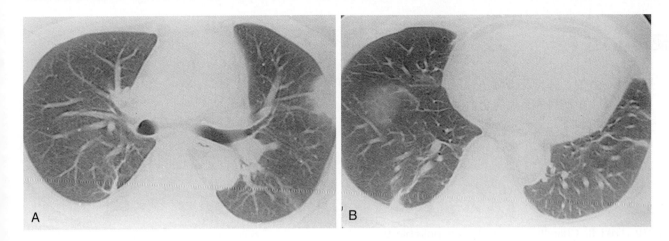

1. 第一幅图中左肺外周楔形实变的鉴别诊断有哪些?
2. 识别指向实变尖部供血血管的重要意义是什么?
3. 肺外周实变影的哪种特征高度提示肺梗死?
4. 螺旋增强 CT 影像上"偶然检测到"急性肺栓塞的概率估计有多大?

肺梗死

1. 肺梗死、肿瘤、肺炎及出血。
2. 相比答案 1 中所列的其他病变，供血血管是肺梗死更典型的特征。
3. 中央透亮区（楔形影中央部分的圆形低密度区）。
4. 1%～5%。

参考文献

Revel MP, Triki R, Chatellier G, et al: Is it possible to recognize pulmonary infarction on multisection CT images? *Radiology* 244:875-882, 2007.

相关参考文献

Thoracic Radiology: THE REQUISITES, 2nd ed, p 50.

点　评

　　肺梗死典型表现为基底部邻近脏胸膜的楔形实变影。与肺栓塞一样，肺梗死通常亦为多发，典型者呈基底段分布优势。

　　Revel 及其同事评价了四个征象（三角形、血管征象、中央透亮区及空气支气管征）在肺梗死和肺外周实变鉴别中的敏感性和特异性。这些征象中，中央透亮区和供血血管（血管征象）与肺梗死更具有相关性，似然比分别为 23 和 2.9。因此，当发现肺外周楔形实变并伴有中央透亮区和（或）供血血管时，应该仔细评价其共存的肺栓塞。

注　释

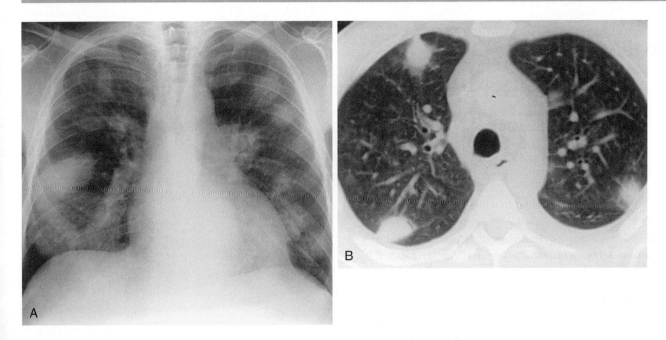

1. 获得性免疫缺陷综合征（acquired immunodeficiency syndrome，AIDS）患者中多发肺结节或肿块的鉴别诊断是什么？

2. AIDS 患者中，结节倍增时间是鉴别良、恶性的可靠方法吗？

3. AIDS 患者中淋巴瘤的最常见类型是什么？

4. AIDS 患者中胸内淋巴瘤典型为结内型还是结外型？

AIDS 相关淋巴瘤

1. 感染（真菌性、分枝杆菌性、脓毒性栓子）和肿瘤（淋巴瘤和卡波西肉瘤）。
2. 不是。
3. 非霍奇金淋巴瘤。
4. 结外型。

参考文献

Boiselle PM, Aviram G, Fishman JE: Update on lung disease in AIDS. *Semin Roentgenol* 37:54-71, 2002.

相关参考文献

Thoracic Radiology: THE REQUISITES, 2nd ed, pp 131-133.

点　评

　　淋巴瘤是常见的 AIDS 相关性肿瘤，但累及胸部者仅见于少数有非霍奇金淋巴瘤的 AIDS 患者。胸部淋巴瘤常与弥漫性病变有关，包括中枢神经系统、胃肠道及骨髓。AIDS 患者中，胸部淋巴瘤典型者为结外型，因此，肺实质病变（结节、肿块、间质性肺实质阴影）和胸膜病变（积液）比淋巴结肿大更常见。

　　多发结节和肿块的鉴别诊断包括感染和其他肿瘤，尤其是卡波西肉瘤。AIDS 相关淋巴瘤中，结节和肿块生长非常迅速，倍增时间与感染性结节类似。因此，AIDS 患者中快速倍增时间不是良性病变的可靠指标。关于卡波西肉瘤，其可通过镓（Ga）扫描时的摄取缺乏与淋巴瘤鉴别，而淋巴瘤为镓浓聚型。

注　释

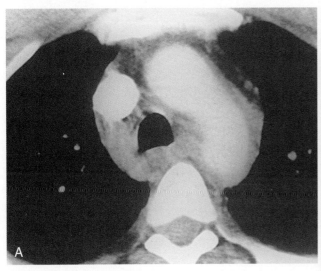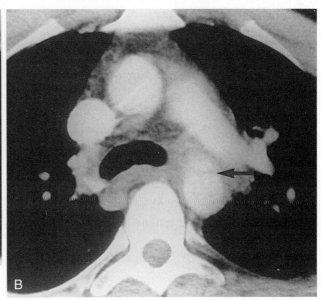

1. 说出创伤性主动脉横断的 3 个最常见部位。
2. 能存活到达医院的患者中, 最常见的损伤部位是哪里?
3. 纵隔血肿是主动脉损伤的特异性表现吗?
4. 主动脉造影术常用于检测主动脉损伤吗?

创伤性主动脉横断

1. 动脉韧带水平、主动脉根部及膈处。
2. 动脉韧带水平。
3. 不是。
4. 否。

参考文献

Kaewlai R, Avery LL, Asrani AV, Novelline RA: Multi-detector CT of blunt thoracic trauma. *Radiographics* 28:1555-1570, 2008.

相关参考文献

Thoracic Radiology: THE REQUISITES, 2nd ed, pp 170-175.

点　评

　　急性胸主动脉损伤是胸部钝伤的一个严重并发症，死亡率高。大多数患者在到达医院前死亡，约半数住院患者因没有得到合适的治疗而于 1 周内死亡。

　　MDCT 在筛检外伤性患者的纵隔血肿中扮演着重要角色，纵隔血肿是主动脉损伤的重要间接征象。尽管纵隔血肿对检测主动脉损伤很敏感，但是特异性不高。例如，纵隔血肿也可见于其他动静脉结构损伤和非血管性损伤，如胸骨和脊柱骨折。当血肿位于主动脉周围（第一幅图）时，其对主动脉损伤更有特异性。当发现血肿时，应该仔细寻找主动脉损伤的直接征象。

　　主动脉损伤的直接征象包括主动脉轮廓变形（第二幅图）、内膜片（第二幅图箭头所示）、管腔内血栓形成、假性动脉瘤及对比剂直接外渗。多平面和三维重建对轴位 CT 提供了重要的补充信息，包括损伤距主动脉弓分支血管的距离、损伤长度、损伤部位上下的主动脉直径及伴发的其他血管异常。损伤的精确描述对制定治疗决策很重要，包括手术修补和支架置入。

注　释

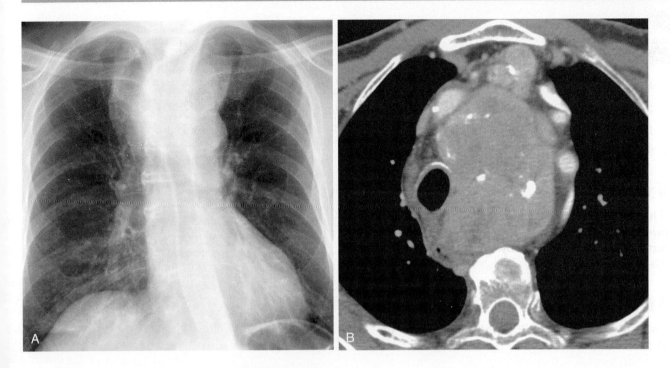

1. 成年患者胸廓入口处纵隔肿块的最常见病因是什么？
2. 儿童胸廓入口处肿块的最常见病因是什么？
3. 该肿块的哪种 CT 征象使得未治疗淋巴瘤成为高度不可能的诊断？
4. 在静脉注射对比剂后甲状腺肿强化吗？

甲状腺肿

1. 甲状腺肿。
2. 淋巴管瘤。
3. 出现钙化。
4. 是的。

参考文献

Reed JC: Anterior mediastinal mass. In: *Chest Radiology: Plain Film Patterns and Differential Diagnoses,* fourth edition. St. Louis, Mosby-Year Book, 1997, pp 107-124.

相关参考文献

Thoracic Radiology: THE REQUISITES, 2nd ed, pp 351-352.

点　评

甲状腺肿是成年人胸廓入口处纵隔肿块的最常见病因。胸部 X 线片上，胸骨后甲状腺肿典型表现为从颈部延伸至胸廓入口的边界清楚的肿块，常伴有气管偏移和（或）受压。CT 影像上，典型征象包括与颈部甲状腺延续、平扫呈高密度影（反映甲状腺组织内的高碘化物成分）、局限性囊变区和钙化、静脉注射对比剂后明显强化。

尽管淋巴瘤常呈现为胸廓入口处肿块，但未经治疗的淋巴瘤罕见钙化。相反，钙化是甲状腺肿的常见特征。

注　释

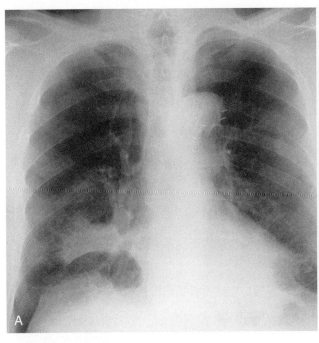
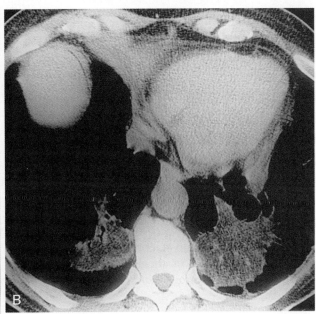

1. 最可能的诊断是什么？
2. 说出慢性气腔实变的 4 个其他病因。
3. 如何鉴别该病变与引起慢性实变的其余病变？
4. 哪种吸入性物质与该病变密切相关？

脂质性肺炎

1. 脂质性肺炎。
2. 细支气管肺泡癌（bronchioloalveolar carcinoma, BAC）、肺泡蛋白沉着症、淋巴瘤、"肺泡型"结节病（并非真性肺泡病变）。
3. 仅脂质性肺炎的 CT 特征为脂肪密度影。
4. 矿物油。

参考文献

Rossi SE, Erasmus JJ, Volpacchio M, et al: "Crazy-paving" pattern at thin-section CT of the lungs: radiologic-pathologic overview. *Radiographics* 23:1509-1519, 2003.

相关参考文献

Thoracic Radiology: THE REQUISITES, 2nd ed, p 237.

点 评

外源性脂质性肺炎与误吸入油脂性物质有关，如矿物油。常规胸部 X 线片上，脂质性肺炎典型表现为慢性肺泡实变，常分布于肺底部。脂质性肺炎很少表现为局灶性块状阴影。

CT 影像上，实变区以低密度影为特征性，反映其脂肪性成分。实变区脂肪组织范围内的负 CT 密度值（−50～−150HU）是脂质性肺炎的特征性表现。非典型者，外源性脂质性肺炎在 HRCT 上可表现为地图状磨玻璃密度影伴重叠的光滑间隔增厚（"铺路石征"），这是由于肺泡内和间质内吞噬脂质的巨噬细胞及肺泡壁Ⅱ型肺泡细胞增生所致。

患者常无症状，但少数可表现为慢性咳嗽和呼吸困难，一旦患者停用油脂性物质，这些症状会逐渐消退。

关于慢性肺泡实变的鉴别诊断，通过评估病灶为局限性还是弥漫性可缩窄鉴别诊断范围。局灶性慢性实变可见于脂质性肺炎、细支气管肺泡癌（BAC）及淋巴瘤。弥漫性慢性实变可见于 BAC、肺泡蛋白沉着症、肺泡型结节病及脂质性肺炎。脂质性肺炎典型者有下垂分布特征，而其他原因引起的慢性弥漫性肺泡实变无此特征。

注 释

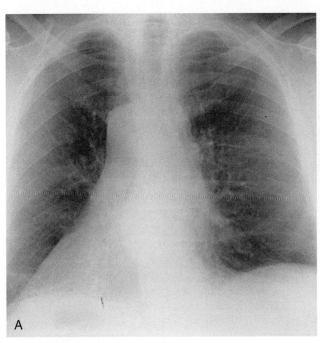

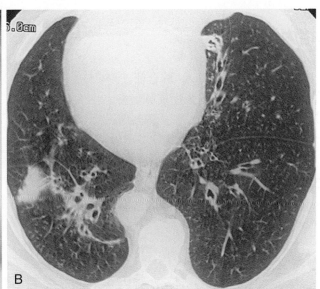

1. 最可能的诊断是什么？

2. 本病相关的典型三联症是什么？

3. 说出该病男性患者的一个其他表现。

4. 遗传方式是什么？

卡塔格内综合征

1. 卡塔格内（Kartagener）综合征。
2. 内脏转位、支气管扩张症及鼻窦炎。
3. 不育。
4. 常染色体隐性遗传。

参考文献

Javidan-Nejad C, Bhalla S: Bronchiectasis. *Radiol Clin North Am* 47:289-306, 2009.

相关参考文献

Thoracic Radiology: THE REQUISITES, 2nd ed, pp 319-320.

点 评

卡塔格内（Kartagener）综合征是一组纤毛运动障碍综合征，为常染色体隐性遗传相关支气管扩张症的一个先天性病因。纤毛运动障碍综合征患者中，全身各处纤毛功能异常是其典型表现。因此，男性患者多由于精子运动障碍而不育。

卡塔格内综合征患者在儿童期典型表现为支气管炎、鼻窦炎及鼻炎相关症状。支气管扩张症常发生于儿童和青年，与反复发作性肺炎相关。支气管扩张症典型者不如囊性纤维化（支气管扩张症的另一个先天性病因）患者严重。有趣的是，卡塔格内综合征患者中，支气管扩张症有解剖性右肺中叶分布优势。

影像学上，内脏转位合并支气管扩张症提示该诊断。辅助征象包括肺过度膨胀及局限性实变和肺不张。

注 释

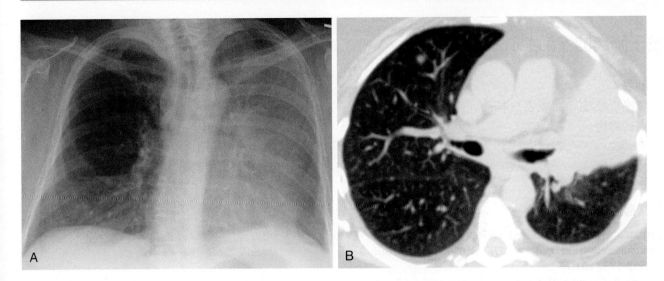

1. 本患者左肺上叶不张最可能的病因是什么?
2. 说出 5 种可能累及中央气道的肿瘤。
3. 基于梗阻后肺不张的程度，该非小细胞肺癌（non small cell lung cancer，NSCLC）准确的 T（肿瘤）分期是什么?
4. 该患者肺癌最可能的细胞类型是什么?

病例 52

继发于肺癌的左肺上叶不张

1. 肺癌
2. 肺癌、类癌、黏液表皮样瘤、错构瘤、支气管内转移瘤。
3. T2 期。
4. 鳞状细胞癌。

参考文献

Kligerman S, Abbott G: Revised TNM staging system for nonsmall cell lung cancer. *AJR Am J Roentgenol* 194:562-573, 2010.

Rami-Porta R, Crowley JJ, Goldstraw P: The revised TNM staging system for lung cancer. *Ann Thorac Cardiovasc Surg* 15:4-9, 2009.

相关参考文献

Thoracic Radiology: THE REQUISITES, 2nd ed, pp 31-37, 258-261, 263-266.

点　评

完全性肺叶不张最常见的原因是中央支气管阻塞。成人患者中，最可能的诊断是肺癌。

肺癌的肿瘤-淋巴结-转移（TNM）分期系统于 2009 年修订。根据该分类系统，与阻塞性肺不张或阻塞性肺炎相关、延伸至肺门区但不侵及全肺的中央阻塞性肿瘤被分为 T2 期。如果全肺受累，原发性肿瘤则为 T3 期。

鳞状细胞癌典型发生于主支气管、支气管段或支气管亚段并沿支气管内膜生长。相反，小细胞肺癌以黏膜下及支气管周围的生长方式为特征，且分散的支气管内肿瘤少见。小细胞肺癌典型表现为中央性大肿块，其可压迫支气管致管腔狭窄。肺腺癌典型者为周围型肿瘤。

注　释

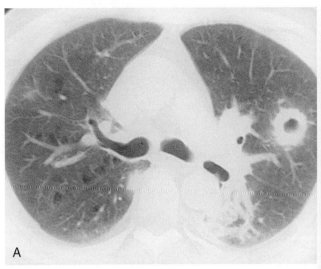
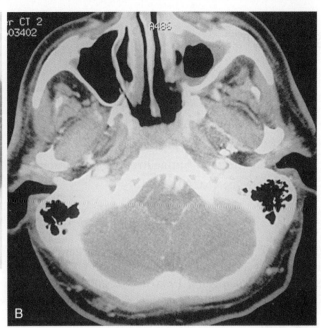

1. 最可能的诊断是什么？
2. 该病常累及其他哪些器官？
3. 该患者表现为本病的"局限性"形式吗？
4. 哪项实验室检查对于确诊该病最有帮助？

韦格纳肉芽肿病

1. 韦格纳肉芽肿病。
2. 肾。
3. 不是。
4. 抗中性粒细胞胞质自身抗体的细胞质形式（cytoplasmic pattern of antineutrophil cytoplasmic autoantibody，cANCA）。

参考文献

Ananthakrishnan L, Sherma N, Kanne JP: Wegener's granulomatosis in the chest: high-resolution CT findings. *AJR Am J Roentgenol* 192:676-682, 2009.

相关参考文献

Thoracic Radiology: THE REQUISITES, 2nd ed, p 225.

点　评

韦格纳肉芽肿病是一种坏死性血管炎，常累及上呼吸道、肺和肾小球。该病的局限性形式主要局限于肺，并较典型形式有更好的预后。

韦格纳肉芽肿病的胸部 X 线片表现具有多样性，但最有特征性的表现是多发性肺结节或肿块。此类结节或肿块常为圆形，边界清楚，直径从 1mm 或 2mm 到 9cm 不等，高达半数的患者病灶内见明显空洞。CT 扫描时，结节常显示血管中心特征，诸如出现供血血管及血管周围分布。第二个常见的表现形式是局限性或弥漫性肺泡实变，这符合肺出血的表现。

诊断需要病理学、放射学、临床表现及实验室数据一致。当采用血清间接免疫荧光法检测到 cANCA 时则提示该诊断。环磷酰胺与类固醇药物联合治疗对大多数病例是有效的。

注　释

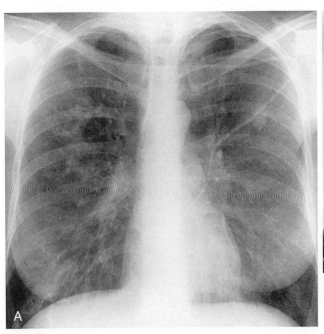
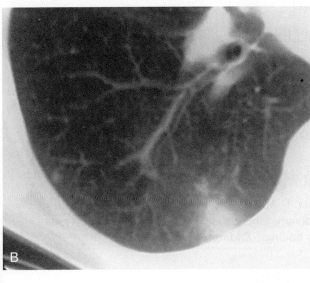

1. 免疫抑制患者中，哪种感染常出现多发且边界不清的肺结节？

2. CT "晕征"（结节周围 "晕轮" 样磨玻璃影）是曲霉病的特异性表现吗？

3. 结节周围的磨玻璃影代表什么？

4. CT "晕征" 典型见于曲霉菌感染的早期还是晚期？

侵袭性曲霉病

1. 真菌。
2. 不是。
3. 出血。
4. 早期。

参考文献

Franquet T, Müller NL, Giménez A, et al: Spectrum of pulmonary aspergillosis: histologic, clinical and radiologic findings. *Radiographics* 21:825-837, 2001.

相关参考文献

Thoracic Radiology: THE REQUISITES, 2nd ed, pp 122-123.

点　评

　　侵袭性肺曲霉病是免疫抑制患者最常见的真菌感染。常累及严重中性粒细胞减少症患者，包括近期骨髓移植受者、恶性血液病患者及接受大剂量类固醇化合物治疗的患者。因为它是潜在的致死性感染，及时诊断和治疗非常重要。

　　曲霉菌属病原体侵入血管而导致区域性肺梗死。胸部 X 线片可见多发且边界不清的结节和更多融合实变影。实变病灶常为楔形并位于肺野外周。感染早期，CT 扫描结节典型地表现为晕轮样磨玻璃密度影，这符合出血表现。在特定的临床环境（比如严重中性粒细胞减少症）下，CT"晕征"高度提示曲霉菌感染。然而，它对于曲霉病并非是特异性的，因为它也见于其他相关感染（毛霉病）、血管炎病和出血性转移瘤。感染后期，结节内空洞形成（"空气新月征"），此类空洞常发生在粒细胞水平恢复后，通常预示良好的预后。

注　释

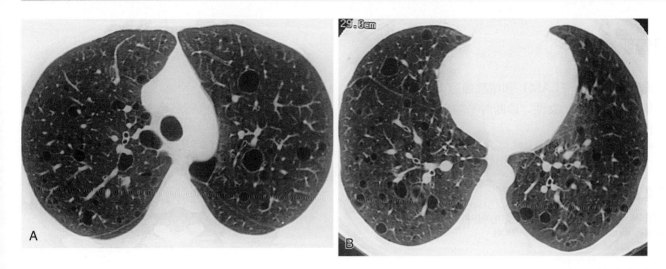

1. 说出 2 种与囊性病灶相关的浸润性肺疾病。
2. 描述淋巴管肌瘤病 (lymphangioleiomyomatosis, LAM) 的典型流行病学特征 (年龄、性别)。
3. LAM 与吸烟有关吗?
4. 说出 2 种 LAM 的胸膜并发症。

淋巴管肌瘤病

1. 淋巴管肌瘤病（LAM）和嗜酸细胞肉芽肿。
2. 年轻（育龄期）女性，诊断时平均年龄 35 岁。
3. 没有。
4. 气胸和乳糜胸。

参考文献

McCormack FX: Lymphangioleiomyomatosis: a clinical update. *Chest* 133:507-516, 2008.

相关参考文献

Thoracic Radiology: THE REQUISITES, 2nd ed, pp 195-196.

点　评

　　淋巴管肌瘤病（LAM）是一种少见病，常累及育龄期妇女。病理学上，LAM 以未成熟平滑肌细胞异常增生和薄壁肺囊肿为特征。此类囊肿可破裂而导致自发性气胸。淋巴管阻塞会引起乳糜性胸腔积液。

　　传统 X 线片可见弥漫性线性阴影，肺容积增加或不变。胸膜病变也比较明显，包括气胸和胸腔积液。HRCT 上 LAM 的特征是多发薄壁囊肿，其形态规则、均一，囊肿间肺组织正常。

　　主要鉴别诊断是朗格汉斯细胞组织细胞增生症（Langerhans cell histiocytosis，LCH）。本病中，囊肿常伴发小结节，并可形成空洞。不同于 LAM 囊肿，LCH 相关性囊肿形态多变，偶尔见奇异形态。最后，LCH 典型发生于肋膈区，而 LAM 则分布更广泛。

　　目前，LAM 的治疗主要为孕酮（黄体酮），少部分行卵巢切除术。对于重症患者，肺移植是一个可行的选择。多中心试验正在对新型分子治疗药物进行评价。

注　释

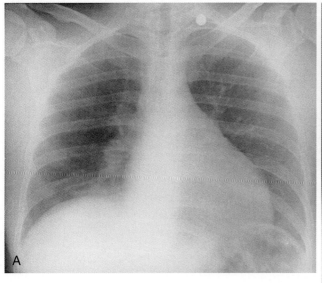

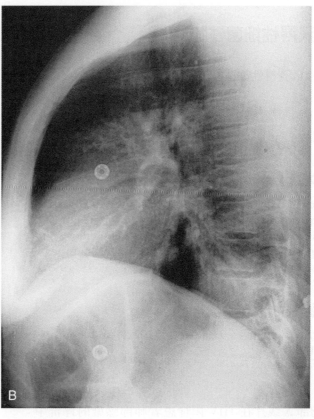

1. 人类免疫缺陷病毒（human immunodeficiency virus，HIV）阳性患者中，局灶性实变最可能的原因是什么？

2. 第二类最常见原因是什么？

3. 卡氏肺孢子菌肺炎（*Pneumocystis carinii* pneumonia，PCP）出现这种表现的概率有多大？

4. 复发性细菌性肺炎是艾滋病界定疾病吗？

社区获得性细菌性肺炎

1. 社区获得性细菌性肺炎。
2. 结核。
3. 大约 10%。
4. 是的。

参考文献

Boiselle PM, Tocino I, Hooley RJ, et al: Chest radiograph interpretation of *Pneumocystis carinii* pneumonia, bacterial pneumonia, and pulmonary tuberculosis in HIV-positive patients: accuracy, distinguishing features, and mimics. *J Thorac Imaging* 12:47-53, 1997.

相关参考文献

Thoracic Radiology: THE REQUISITES, 2nd ed, pp 128-131.

点　评

胸部 X 线片在 HIV 阳性患者肺部感染的评价中扮演着重要角色。尽管不同的感染性疾病存在一些重叠特征，但是胸部 X 线片类型的识别有助于缩小 HIV 阳性患者肺部感染的鉴别诊断范围。

有关局灶性或肺叶实变的类型，细菌性肺炎是最可能的病因。细菌性肺炎在 HIV 感染早期特别常见（CD4 计数超过 200/mm³），并且复发性细菌性肺炎现在包含在艾滋病界定疾病中。常见的细菌性病原体包括链球菌、流感嗜血杆菌、葡萄球菌和革兰阴性菌。

当局灶性或肺叶实变伴有纵隔和肺门淋巴结肿大时，应该考虑结核。局灶性或肺叶实变的其他原因少见，包括 PCP（典型表现为弥漫性、双侧性肺实质阴影）和胞内鸟分枝杆菌感染。

注　释

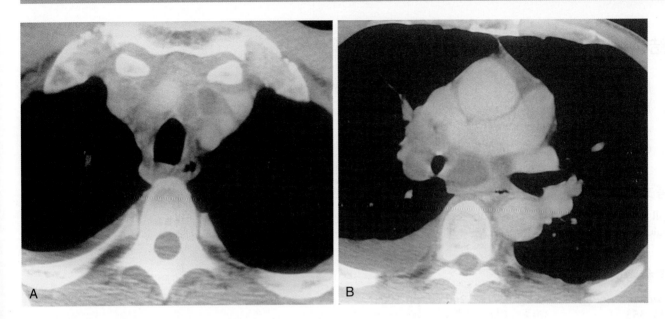

1. 哪种感染与边缘强化的低密度结节密切相关?
2. 淋巴结肿大更常见于原发型肺结核还是继发型肺结核?
3. 原发型肺结核患者中,淋巴结肿大更易发生于小儿还是成人?
4. 对于 HIV 阳性患者和肺结核患者,纵隔淋巴结肿大更易发生于 CD4 计数超过 $200/mm^3$ 的患者,还是 CD4 计数低于 $200/mm^3$ 的患者?

肺结核

1. 肺结核。
2. 原发型肺结核。
3. 小儿。
4. CD4 计数低于 $200/mm^3$ 的患者。

参考文献

Burrill J, Williams CJ, Bain G, et al: Tuberculosis: a radio-
logic review. *Radiographics* 27:1255-1273, 2007.

相关参考文献

Thoracic Radiology: THE REQUISITES, 2nd ed, pp 100-
102, 353.

点　评

　　淋巴结肿大是原发型肺结核的一个特征性表现，尤其是儿童患者。淋巴结肿大可单独发生，或者伴有肺组织实变。纵隔结核性淋巴结炎患者 CT 增强扫描时，肿大淋巴结常表现为中央低密度和边缘强化。组织学上，这些淋巴结表现为中心性坏死和富血供的炎性包膜反应。

　　尽管低密度结节是结核的特征，但是它们对于这种病灶没有特异性。此类结节可出现在不典型分枝杆菌和真菌感染中。癌性淋巴结（比如转移性精原细胞瘤）也可出现这种表现。

　　对于 HIV 阳性患者，结核的放射学表现变化较大，取决于患者的 CD4 计数。对于 CD4 计数大于 $200/mm^3$ 的患者，可见到典型的继发型肺结核表现。对于 CD4 计数小于 $200/mm^3$ 的患者，常见到原发型肺结核表现形式，包括低密度淋巴结和肺实变。

注　释

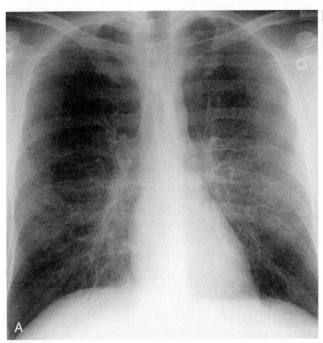

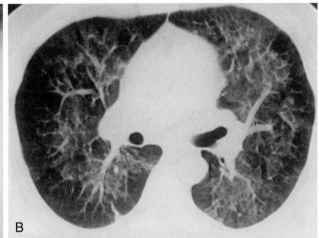

1. HIV 阳性患者中，这些表现的最可能诊断是什么？

2. 在美国的 HIV 阳性患者中，这种感染的患病率在增加还是下降？

3. CD4 计数低于多少的患者有患肺孢子菌肺炎的风险？

4. 胸部 X 线片能排除这种感染吗？

耶氏肺孢子菌肺炎①

1. 耶氏肺孢子菌肺炎① (*Pneumocystis jiroveci pneumonia*)。
2. 下降(得益于加强预防和广泛应用高效抗病毒治疗)。
3. CD4 计数低于 $200/mm^3$。
4. 不能。

参考文献

Aviram G, Fishman JE, Boiselle PM: Thoracic infections in human immunodeficiency virus/acquired immune deficiency syndrome. *Semin Roentgenol* 42:23-36, 2007.

相关参考文献

Thoracic Radiology: THE REQUISITES, 2nd ed, p 128.

点　评

　　肺孢子菌肺炎的典型胸部 X 线片表现为双侧肺门周围或弥漫对称性间质型,其可表现为细小结节状、网格状或磨玻璃影。重要的是,极少数肺孢子菌肺炎患者的胸部 X 线片可表现为正常。CT,尤其是 HRCT 对于检测肺孢子菌肺炎比胸部 X 线片敏感,因此 CT 对于评价胸部 X 线片正常或可疑异常的症状性患者是有帮助的。

　　肺孢子菌肺炎的典型 CT 表现为广泛的磨玻璃影,这些表现符合肺泡内渗出,渗出物由液体、生物体和碎屑组成。它常以斑片样、地图状形式分布,具有肺中央、肺门周区分布优势。磨玻璃密度影偶尔伴有间隔线增厚,而且重症患者可见明显的实变病灶。在高达 1/3 的肺孢子菌肺炎病例中,磨玻璃密度影伴有囊性肺疾病。这些囊性病灶主要分布于上叶,大小多变,壁较厚。

注　释

----

　　① 似应为卡氏肺孢子菌肺炎。——译者注

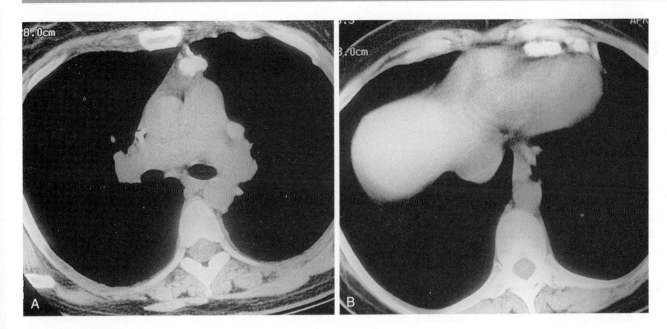

1. 说出钙化淋巴结的 4 种良性病因。

2. 淋巴瘤患者中，钙化淋巴结常出现在放射治疗前还是放射治疗后？

3. 说出一种能导致骨化淋巴结的肿瘤。

4. 第二幅图中涉及哪组淋巴结？

继发于转移性骨肉瘤的骨化淋巴结

1. 结核，组织胞浆菌病，结节病和硅肺病。
2. 放射治疗后。
3. 骨肉瘤。
4. 膈上淋巴结。

参考文献

Johnson GL, Askin FB, Fishman EK: Thoracic involvement from osteosarcoma: typical and atypical CT manifestations. *AJR Am J Roentgenol* 168:347-349, 1997.

相关参考文献

Thoracic Radiology: THE REQUISITES, 2nd ed, p 353.

点 评

钙化淋巴结通常是良性的，它们常与肉芽肿有关，如结核、组织胞浆菌病或结节病。淋巴结钙化的肿瘤性原因少见。它们包括黏液腺癌转移和淋巴瘤。对于淋巴瘤而言，淋巴结钙化常发生于放射治疗后，未经治疗的患者很少见到钙化。

淋巴结骨化是转移性骨肉瘤的一种罕见表现。这些骨化淋巴结类似于钙化淋巴结。对于骨肉瘤患者，淋巴结转移预示预后不良。淋巴结转移常伴有肺内转移，它是转移的常见部位。肺转移灶常出现骨化。

注 释

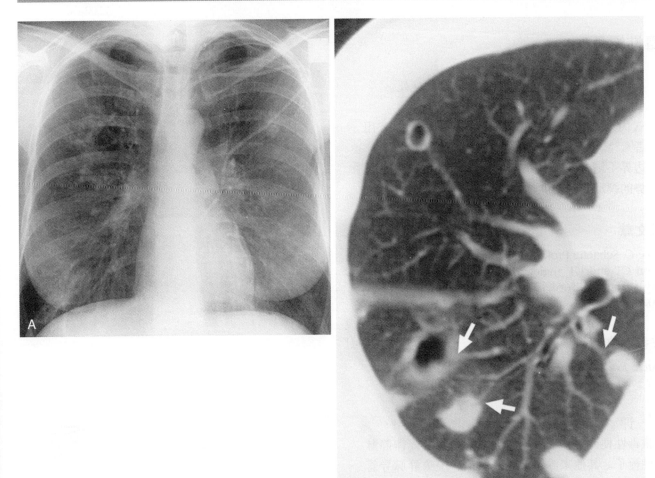

1. 说出导致非 AIDS 免疫抑制患者结节迅速增长的两种感染类型。
2. 哪种生物体与脓毒性梗死关系最密切?
3. 说出脓毒性梗死的 2 种常见来源。
4. 列举脓毒性梗死的 4 种 CT 特征。

脓毒性梗死

1. 真菌感染（曲霉菌，毛霉菌）；脓毒性梗死。
2. 金黄色葡萄球菌。
3. 三尖瓣心内膜炎（常见于静脉注射药物滥用者）、留置导管及假肢器官装置。
4. 边界不清的空洞性结节，外周和基底部分布优势的楔形实变，供血血管。

参考文献

Engelke C, Schaefer-Prokop C, Schirg E, et al: High-resolution CT and CT angiography of peripheral pulmonary vascular disorders. *Radiographics* 22:739-764, 2002.

相关参考文献

Thoracic Radiology: THE REQUISITES, 2nd ed, pp 84, 85.

点 评

脓毒性梗死常源于右侧三尖瓣心内膜炎或体静脉感染性栓子。其他来源包括间隔缺损、中央静脉导管及起搏器导线。脓毒性梗死患者的胸部 X 线片或 CT 图像上可观察到边界不清的结节样高密度影和肺实质楔形高密度影。这些阴影常位于肺外周，并且有下叶分布优势。空洞常见，尤其是 CT 扫描。特征性 CT 表现是通向结节的供血血管（第二幅图中箭头所示）和楔形肺实质阴影。因此，CT 发现伴有供血血管的空洞性结节高度提示脓毒性梗死。

注 释

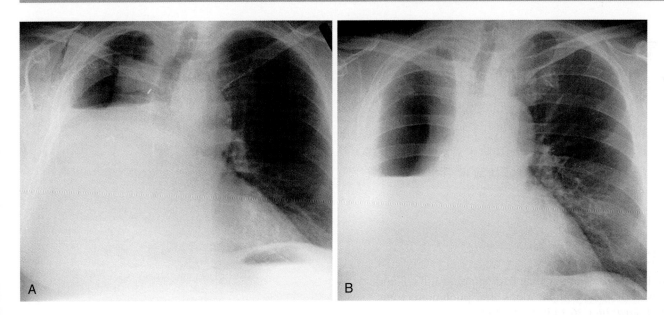

1. 本例患者显示了哪些术后并发症（第一张 X 线片先于第二张）？
2. 支气管胸膜瘘更常发生于左侧还是右侧肺切除术后？
3. 列举 4 种肺切除术后支气管胸膜瘘的放射学征象。
4. 哪种核医学检查有助于确定该诊断？

支气管胸膜瘘

1. 支气管胸膜瘘。
2. 右侧。
3. 肺切除术后空间未充填液体；肺切除术后空间气-液平面突然下降；肺切除术后纵隔向对侧移位；先前完全致密的肺切除术后空间出现气体影。
4. 氙气通气检查。

参考文献

Chae EJ, Seo JB, Kim SY, et al: Radiographic and CT findings of thoracic complications after pneumonectomy. *Radiographics* 26:1449-1468, 2006.

相关参考文献

Thoracic Radiology: THE REQUISITES, 2nd ed, pp 166-167.

点　评

　　支气管胸膜瘘是一个相对罕见但严重的肺切除术后并发症，其发病率高达 5%，死亡率近 20%。支气管胸膜瘘的主要手术性诱因与支气管缺血有关，例如较长的支气管残端、太靠近侧的支气管动脉结扎及广泛性淋巴结切除术破坏支气管血供。其他危险因素包括术前放射治疗、类固醇治疗、营养不良及肿瘤切除或感染。

　　肺切除术后，纵隔一般向切除侧移动，并且肺切除后的空间将逐渐由液体填充。当观察到以下任一征象时应考虑支气管胸膜瘘：①肺切除术后空间未充填液体；②肺切除术后空间内气-液平面突然下降；③在先前致密的肺切除术后空间见到新的空气聚集；④纵隔向对侧移动。支气管胸膜瘘的诊断可通过氙气通气检查来确定，其可检测肺切除术后空间内的氙气活性。

注　释

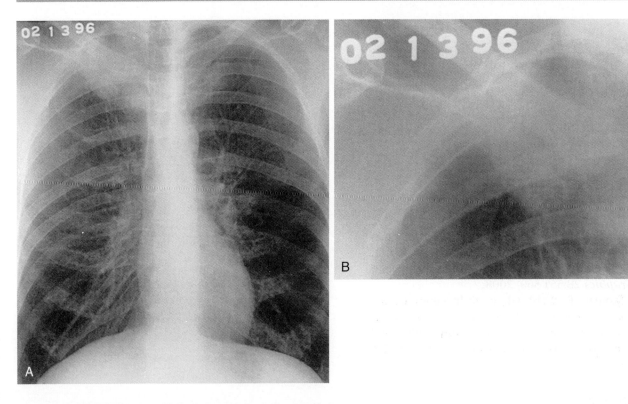

1. 发生在该位置的支气管癌最常见的细胞类型是什么？
2. 胸壁侵犯使得病灶无法进行手术吗？
3. 说出至少 2 种肺上沟瘤手术切除的绝对禁忌证。
4. 哪种影像检查最适合确定肺上沟瘤的手术可切除性？

肺上沟瘤

1. 鳞状细胞癌。
2. 否。
3. 椎体的 50％ 以上侵犯，T1 神经以上的臂丛侵犯，食管侵犯，气管侵犯。
4. 磁共振成像。

参考文献

Bruzzi JF, Komaki R, Walsh GL, et al: Imaging of non-small cell lung cancer of the superior sulcus. Part 1: anatomy, clinical manifestations and management. *Radiographics* 28:551-560, 2008.

Bruzzi JF, Komaki R, Walsh GL, et al: Imaging of non-small cell lung cancer of the superior sulcus. Part 2: initial staging and assessment of respectability and therapeutic response. *Radiographics* 28:561-572, 2008.

相关参考文献

Thoracic Radiology: THE REQUISITES, 2nd ed, p 265.

点　评

起源于肺尖的肺癌被称为肺上沟瘤。患者典型表现为肩痛、霍纳综合征（上睑下垂，瞳孔缩小，无汗）及手部肌肉无力、萎缩。

与 CT 相比，由于在评价肿瘤沿神经孔、脊髓及臂丛蔓延方面的优越性能，MRI 在确定肺上沟瘤的手术可切除性方面更准确。PET-CT 可检测淋巴结和远处转移而有助于肿瘤分期。

本例中，邻近肿块的肋骨破坏（在锥形 X 线片上显示最佳）提示胸壁侵犯。胸壁侵犯是一个重要的术前发现，但是这并不能排除手术切除肺上沟瘤。

手术候选者通常行术前放射治疗和胸壁切除术后的化疗。

注　释

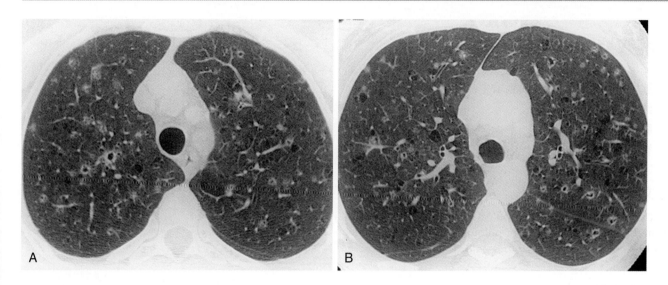

1. 这些 HRCT 所见最可能的原因是什么？
2. 该疾病患者中吸烟者的比例是多少？
3. 该疾病患者中，哪一部分肺通常不会受累？
4. 你预期该患者的肺容积会减少吗？

肺朗格汉斯细胞组织细胞增生症

1. 肺朗格汉斯细胞组织细胞增生症（LCH）。
2. 约 90%。
3. 肺基底部和肋膈角。
4. 否。

参考文献

Abbott GF, Rosado-de-Christenson ML, Franks TJ, et al: From the archives of the AFIP: pulmonary Langerhans cell histiocytosis. *Radiographics* 24:821-841, 2004.

相关参考文献

Thoracic Radiology: THE REQUISITES, 2nd ed, pp 196-198.

点　评

　　肺朗格汉斯细胞组织细胞增生症（PLCH）是一种罕见的特发性疾病，组织学特征为成熟组织细胞良性增生。在疾病早期阶段，PLCH 的特征为多发肉芽肿性结节，这些结节通常分布在细支气管周围。在疾病晚期阶段，肉芽肿性结节被囊肿取代。

　　患者多为年轻人和中年人，且与吸烟有很大关系。症状包括呼吸困难和干咳。

　　常规胸部 X 线片上，PLCH 表现为网格状-结节状阴影，而且上叶受累程度明显大于下叶。肺基底部和肋膈角区不受累是其典型特征。肺容积通常正常或增加。

　　HRCT 表现为不规则小结节，以小叶中心或细支气管周围分布为典型表现。这些结节可以形成空洞，并最终形成薄壁囊肿。相对于 LAM 相关性囊肿，PLCH 相关囊肿缺乏形态均一表现。因为结节不是 LAM 的特征，所以结节和囊肿同时出现应该诊断为 PLCH。

注　释

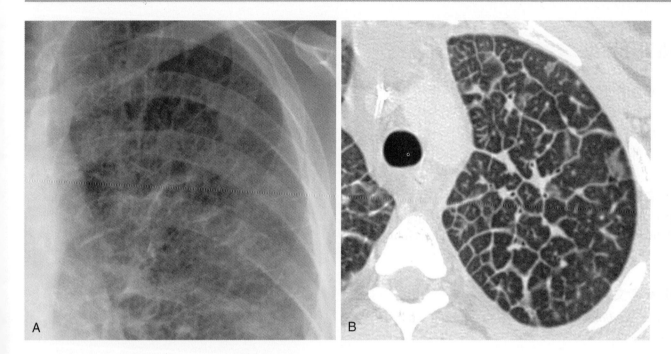

1. 根据接受化学药物治疗的乳腺癌患者的胸部 X 线片所见，说出 3 种可能的诊断。
2. 根据 HRCT 所见，哪种诊断可能性最大？
3. 说出容易发生癌性淋巴管炎的 4 种原发性恶性肿瘤部位。
4. 哪种原发性肿瘤与癌性淋巴管炎的单侧分布密切相关？

癌性淋巴管炎

1. 癌性淋巴管炎、非典型感染及药物中毒。
2. 癌性淋巴管炎。
3. 结肠，肺，乳腺，胃。
4. 肺部肿瘤。

参考文献

Müller NL, Silva CIS: Pulmonary metastases. In: Silva CIS, Müller NL, Eds. *Imaging of the Chest*. Philadelphia, Saunders, 2008, pp 568-581.

相关参考文献

Thoracic Radiology: THE REQUISITES, 2nd ed, pp 190-192.

点　评

　　肺癌性淋巴管炎是指肿瘤生长在肺的淋巴管内。有趣的是，大多数淋巴管转移瘤被认为源于血源性播散。癌性淋巴管炎最常发生于结肠癌、肺癌、乳腺癌、胃癌及原发部位不明的腺癌患者。

　　癌性淋巴管炎的胸部 X 线片表现没有特异性。这些表现包括弥漫性网格状-结节状或线状阴影、间隔线、肺门和纵隔淋巴结肿大，以及胸腔积液。

　　癌性淋巴管炎的 HRCT 表现比较有特异性。CT 异常反映了肺内淋巴管的分布：①沿支气管血管束分布的光滑或结节状中轴间质增厚；②小叶间隔光滑或结节状增厚；③叶间裂光滑或结节状增厚；④多边形结构（次级肺小叶）。一个重要的辅助观察特征是正常肺结构不变。

注　释

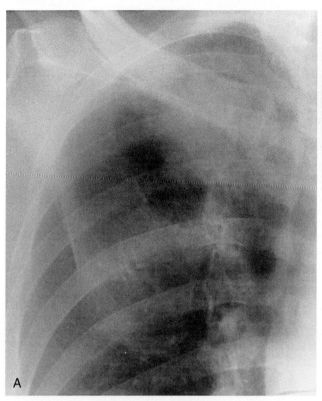

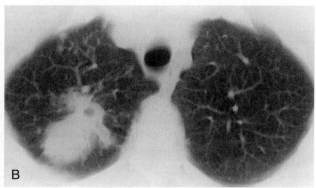

1. 这些影像所见最可能的诊断是什么？

2. 什么是"卫星"结节？

3. 它们的意义是什么？

4. 继发型肺结核在肺内最常见于何位置？

继发型肺结核

1. 肺结核。
2. 位于较大结节或肿块附近的小的、圆形高密度影。
3. 它们更多提示感染过程，例如肺结核，而不是肺癌。
4. 上叶尖段、后段和下叶背段。

参考文献

Lee JY, Lee KS, Jung KJ, et al: Pulmonary tuberculosis: CT and pathologic correlation. *J Comput Assist Tomogr* 24:691-698, 2000.

相关参考文献

Thoracic Radiology: THE REQUISITES, 2nd ed, pp 102-104.

点　评

　　胸部 X 线片显示右肺尖边界不清的肿块，无明显钙化。CT 有助于进一步描述肺结节或肿块的特征。本病例中，CT 显示病灶内的空洞，其在常规胸部 X 线片上不明显。CT 图像上有两个重要的辅助征象。第一，肿块附近有数个小结节。这些结节就是所指的卫星结节，并且它们的存在提示感染性病因，例如肺结核，而不是肺癌。然而，术语"卫星结节"也被用于描述原发肿瘤肺叶内的恶性病灶。因此，卫星结节不是感染的特异征象。第二，注意许多小的、小叶中心性、线样和分枝状、Y 形和 V 形阴影，这种表现也被称为树芽征。这种表现通常与肺结核的支气管播散有关，这种播散类型发生在空洞侵蚀入邻近气道时。因此，肺尖空洞、卫星结节及树芽征并存高度提示继发型肺结核。

注　释

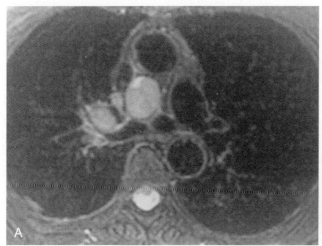
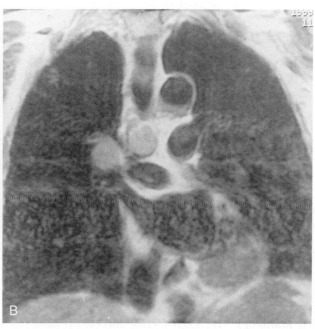

1. 隆突前和右肺门肿块最可能的原因是什么？
2. MRI 信号特征能有效地区分良性和恶性淋巴结吗？
3. MRI 在评价肺癌患者纵隔淋巴结方面比 CT 更准确吗？
4. 在评价肺癌患者纵隔淋巴结方面，哪种影像检查手段比 MRI 和 CT 更准确？

原发性肺癌患者的纵隔和肺门淋巴结肿大

1. 纵隔和肺门淋巴结肿大。
2. 不能。
3. 不是。
4. FDG-PET 成像。

参考文献

Lardinois D, Weder W, Hany TF, et al: Staging of non-small-cell lung cancer with integrated positron-emission tomography and computed tomography. *N Engl J Med* 348:2500-2507, 2003.

相关参考文献

Thoracic Radiology: THE REQUISITES, 2nd ed, pp 266-268, 352-353.

点　评

淋巴结肿大是肺门或纵隔肿块的常见原因，并且不论是球形或卵圆形肿块，还是确定位于已知的淋巴结解剖分区的肿块，都应怀疑为淋巴结肿大。许多传染性、炎症性及肿瘤性病因均可引起胸部淋巴结肿大。

肿瘤性病因包括原发性肺癌、转移性疾病和淋巴瘤。该患者右肺上叶有一原发性肺癌（图中未显示），且淋巴结活组织检查证实为恶性。

CT 和 MRI 依赖于淋巴结的解剖学特征，特别是淋巴结大小（短径超过 1cm）来区别恶性和良性淋巴结。这种方法由于较低的敏感度和特异性而受到限制。因此，原发性肺癌患者的肿大淋巴结必须进行活组织检查以达到分期的目的。以代谢（葡萄糖代谢）而非解剖学特征为依据的 FDG-PET 成像是评价纵隔淋巴结最准确的非侵袭性影像检查手段。FDG-PET 的准确度可以通过 PET-CT 扫描仪进一步提高，它通过优化解剖-代谢关联性而提高了 PET 成像的图像质量和定量准确性。

注　释

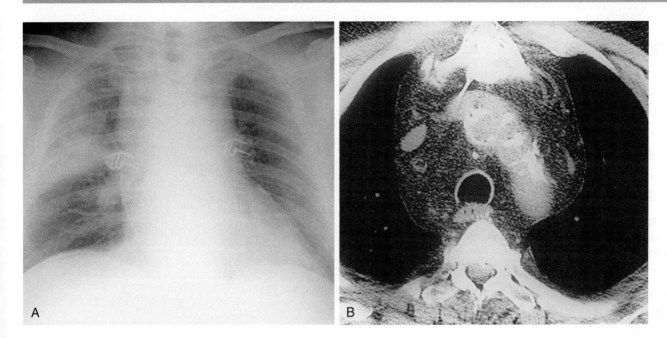

1. 该患者纵隔弥漫性增宽的原因是什么？
2. 该病需要治疗吗？
3. 说出发生这种情况的 3 种危险因素。
4. 过多脂肪通常堆积在这种患者的什么部位？

纵隔脂肪过多症

1. 纵隔脂肪过多症。
2. 不需要。
3. 库欣综合征、类固醇治疗及肥胖。
4. 前纵隔和上纵隔，心膈角，脊柱旁和膈脚后区。

参考文献

Boiselle PM, Rosado-de-Christenson ML: Fat attenuation lesions of the mediastinum. *J Comput Assist Tomogr* 25:881-889, 2001.

相关参考文献

Thoracic Radiology: THE REQUISITES, 2nd ed, pp 369-370.

点　评

　　胸部 X 线片显示右肺上叶肺炎和弥漫性纵隔增宽。纵隔增宽有许多原因，包括纵隔脂肪过多症、纵隔炎、弥漫性纵隔淋巴结病及纵隔出血。增宽的纵隔相对对称，且没有气管偏移。这些特征是纵隔脂肪过多症的典型表现，但是确切诊断需要 CT 或 MRI 证实脂肪增多。CT 影像证实纵隔脂肪过多症的诊断。

　　纵隔脂肪过多症是指纵隔内过量的未形成包囊的脂肪弥漫性堆积。脂肪堆积通常在前、上纵隔最明显。脂肪也可堆积在纵隔其他部位，包括心膈角和脊柱旁区。一个重要的诊断特征是纵隔脂肪密度均匀。脂肪密度不均匀应该怀疑其他重叠情况，如纵隔出血或纵隔脂肪的肿瘤浸润。

注　释

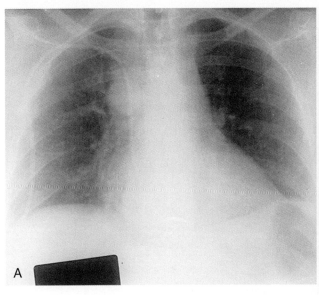

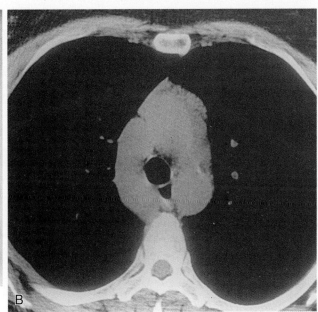

1. 本病例中哪种先天性血管异常是明显的?
2. 该患者的哪个纵隔界面典型地移位?
3. 说出腹部CT影像显示的一个血管外相关疾病名称。
4. 说出至少额外2种引起奇静脉扩张的病因。

下腔静脉的奇静脉延续

1. 下腔静脉的奇静脉延续。
2. 奇静脉-食管界面。
3. 多脾。
4. 腔静脉阻塞、三尖瓣关闭不全及右心衰竭。

参考文献

Kandpal H, Sharma R, Gamangatti S, et al: Imaging the inferior vena cava: a road less traveled. *Radiographics* 28:669-689, 2008.

相关参考文献

Thoracic Radiology: THE REQUISITES, 2nd ed, pp 364, 365.

点 评

胸部 X 线片和胸部 CT 影像显示奇静脉弓明显扩张。腹部 CT 影像示奇静脉的膈脚后部扩张和显示不清的下腔静脉。这一系列发现可诊断为下腔静脉的奇静脉延续,它是一种与无脾和多脾综合征有关的先天性异常。腹部 CT 图像显示腹部左上象限多脾。

患者的胸部 X 线片上,你将观察到奇静脉弓增宽和该水平以下的奇静脉-食管隐窝移位。CT 可通过证明无明确的下腔静脉而确定诊断。CT 也可以帮助排除奇静脉扩张的其他病因,如腔静脉阻塞。

认识这种先天性异常对于术前计划心肺旁路手术是重要的,并且也有助于避免心导管插入术中的困难。

注 释

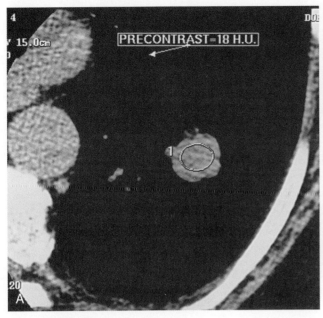
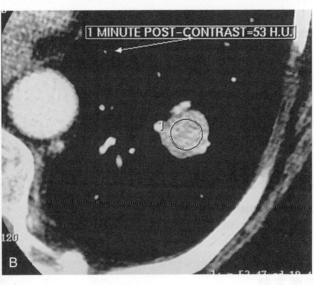

1. 如何描述该结节的边缘?
2. 增强前和增强后 1min 图像显示结节强化值为 35HU,这种强化水平可诊断为良性病变吗?
3. 哪种无创性检查对恶性肿瘤有高度特异性:FDG-PET 还是肺结节 CT 增强?
4. 肺结节 CT 增强对恶性肿瘤有高还是低的阴性预测值?

肺结节 CT 增强

1. 分叶状。
2. 否。
3. FDG-PET。
4. 高的阴性预测值。

参考文献

Swensen SJ, Viggiano RW, Midthun DE, et al: Lung nodule enhancement at CT: multicenter study. *Radiology* 214:73-80, 2000.

相关参考文献

Thoracic Radiology: THE REQUISITES, 2nd ed, pp 284-286.

点　评

　　CT 影像显示一分叶状肺结节，强化值为 35HU。结节强化程度超过该试验的阈值 15HU，因此考虑为恶性病变。

　　肺结节 CT 增强是一种相对新的、无创性检查技术，其基本原理是恶性结节比肉芽肿等良性结节有更多的血供。该技术要求特别注意 Swensen 及其团队描述的研究方案。该方案采用在静脉注射对比剂前和注射对比剂后 4 个连续 1min 间隔进行螺旋 CT 采集（3mm 准直）。结节强化值通过结节中心兴趣区的测量值来获得。强化值低于 15HU 高度预示良性病变（恶性病变的阴性预测值为 96%）。强化值高于 15HU 提示恶性病变，但是特异性中等（58%）。这类强化结节普遍需要进一步评价，比如活组织检查或手术切除。

　　由于需要多重成像采集及严密监测扫描和测量方案，这种技术在临床实践中没有得到广泛应用。然而，最近双能 CT 的技术进展，允许从单次 CT 采集获得结节的强化值，这有可能扩展肺结节 CT 增强在鉴别良、恶性肺结节中的临床应用。

注　释

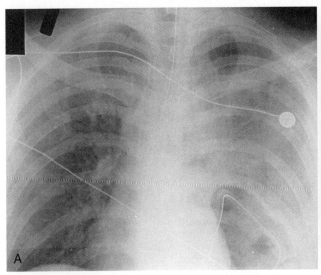
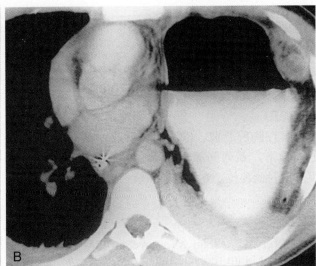

1. 左侧还是右侧横膈最常受创伤性破裂的影响?

2. 横膈破裂的 2 个最常见病因是什么?

3. 左侧横膈创伤性破裂患者,哪个器官最易疝出?

4. 说出左侧横膈破裂的 5 种放射学征象。

左侧横膈创伤性破裂

1. 左侧。
2. 钝伤和贯通伤。
3. 胃。
4. 鼻胃管在胸腔卷曲，横膈明显升高而缺乏正常的圆顶形，系列胸部 X 线片上横膈水平多变，纵隔向对侧移位及左侧胸腔积液。

参考文献

Kaewlai R, Avery LL, Asrani AV, Novelline RA: Multi-detector CT of blunt thoracic trauma. *Radiographics* 28:1555-1570, 2008.

相关参考文献

Thoracic Radiology: THE REQUISITES, 2nd ed, pp 169-170, 173-175.

点 评

横膈破裂是钝伤和贯通伤的一个罕见但严重的并发症。左侧横膈较右侧横膈更易受累。左侧横膈更易受累被认为源于两个因素：右侧横膈有来自肝的保护效应，左侧横膈较右侧横膈相对薄弱。

鉴于肠梗阻和绞窄相关的发病率和死亡率，横膈破裂的快速诊断很重要。但不幸的是诊断常常被延误。当观察到一侧横膈明显升高、系列胸部 X 线片上横膈顶水平变化或出现罕见的横膈轮廓时，你应该想到该诊断。一个更加特异的表现是胸腔内出现胃或肠。CT 和 MRI 可以确定诊断。与 CT 相比，尽管 MRI 的直接多平面成像能力在先前是一个主要优势，但是目前薄层 MDCT 扫描可获得高质量的多平面重建图像，从而提高了 CT 诊断横膈损伤的敏感度和特异性。与 MRI 相比，由于 MDCT 更适合评价临床不稳定的患者，因此 CT 是目前急性创伤中怀疑横膈损伤的首选影像检查方法。

注 释

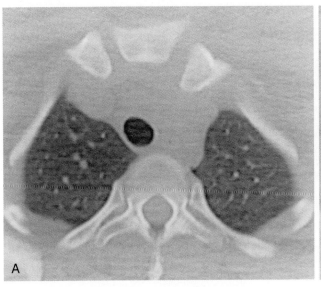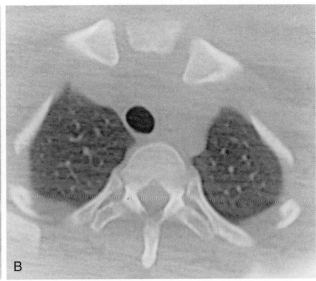

1. 这些 CT 图像显示哪种骨骼损伤？
2. 前脱位或后脱位，哪种更常见？
3. 说出后脱位的一种可能并发症。
4. 建立或确定胸锁关节脱位诊断最好的成像方法是什么？

胸锁关节后脱位

1. 左侧胸锁关节后脱位。
2. 后脱位。
3. 头臂静脉和锁骨下静脉损伤。气管或食管损伤较少见。
4. CT。

参考文献

Kaewlai R, Avery LL, Asrani AV, Novelline RA: Multidetector CT of blunt thoracic trauma. *Radiographics* 28:1555-1570, 2008.

相关参考文献

无。

点　评

胸锁关节脱位是一种相对少见而潜在的严重损伤，常常与前胸壁的严重直接外伤有关。这种患者的典型表现是前上胸壁可见一巨大血肿，且在触诊时发现两侧锁骨不对称（特别在前脱位时）。

在移动式胸部 X 线片上做出胸锁关节脱位的诊断是困难的，因为在这些研究中只有极少数脱位是明显的。此外，胸锁关节在 X 线摄影时会受到患者体位不正的影响。当临床和胸部 X 线片所见怀疑有胸锁关节损伤时，胸锁关节水平的局部 CT 扫描能够较容易地确立诊断。胸锁关节后脱位时，CT 增强检查也可以评价头臂静脉和锁骨下静脉损伤。

注　释

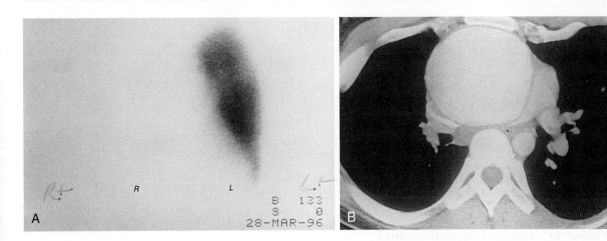

1. 在肺通气灌注（V̇/Q̇）显像上，肺栓塞是单侧灌注缺损最常见的原因吗？
2. 本例患者的病因是什么？
3. 什么疾病与升主动脉瘤有关？
4. 哪些其他主动脉异常可以导致这种闪烁显像表现？

升主动脉瘤挤压右侧肺动脉

1. 否。
2. 升主动脉瘤。
3. 结缔组织病（马方综合征和埃勒斯-当洛斯综合征）和梅毒。
4. 主动脉夹层。

参考文献

Pickhardt PJ, Fischer KC: Unilateral hypoperfusion or absent perfusion on pulmonary scintigraphy: differential diagnosis. *AJR Am J Roentgenol* 171:145-150, 1998.

相关参考文献

Thoracic Radiology: THE REQUISITES, 2nd ed, pp 358-359.

点 评

　　肺闪烁（放射性核素）显像上，许多病变可导致单侧肺灌注缺损。有趣的是血栓栓塞在这些病例中仅占少数。非血栓栓塞原因包括纵隔和肝门肿块、升主动脉瘤和夹层、肺动脉发育不全和未发育、肺动脉肉瘤及肺切除。当在肺闪烁显像研究中出现这种表现时，你应该仔细评价胸部 X 线片以确定非血栓栓塞性原因，诸如中央型肿块。CT 对于进一步评价是有帮助的，因为 CT 能够轻易地区分肺动脉充盈缺损和血管外压性改变。

　　本例患者中，右肺灌注缺损是由于右肺动脉受到升主动脉瘤的压迫所致。升主动脉瘤通常由马方综合征和埃勒斯-当洛斯综合征等结缔组织病导致。梅毒是升主动脉瘤的罕见原因。右肺动脉受挤压是升主动脉瘤的罕见并发症。升主动脉瘤常见并发症包括瘤体破裂、夹层、主动脉瓣关闭不全、心脏压塞。

注 释

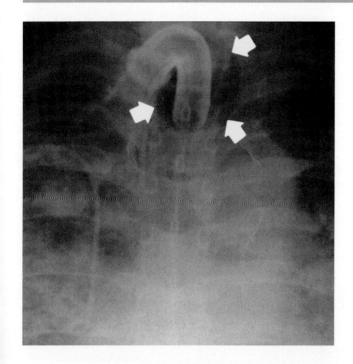

1. 气管切开插管附近的环状透光区（箭头所示）代表什么？

2. 说出至少 2 种气管切开插管或气管内导管套囊过度膨胀的潜在并发症。

3. 说出气管切开插管并发症所致瘘管的 2 种类型。

4. 气管切开插管头端的理想位置是什么？

气管切开插管套囊过度膨胀

1. 过度膨胀的气管切开插管套囊。
2. 气管狭窄、气管软化、气管破裂及气管食管瘘。
3. 气管食管瘘和气管动脉瘘。
4. 气管切开插管头端的理想位置为胃和隆突连线的 1/2 处。

参考文献

Sun M, Ernst A, Boiselle PM: MDCT of the central airways: comparison with bronchoscopy in the evaluation of complications of endotracheal and tracheostomy tubes. *J Thorac Imaging* 22:136-142, 2007.

相关参考文献

Thoracic Radiology: THE REQUISITES, 2nd ed, pp 292-294.

点　评

气管切开插管常用于长期的辅助呼吸或在喉阻塞远侧建立呼吸通路。气管切开插管的大多数长期并发症与套囊损伤有关。近年来，随着低压力、高容量套囊的出现，套囊并发症的发生率降低。

如果气管切开插管套囊过度膨胀，气管黏膜的血供发生障碍，则导致气管狭窄和气管软化等缺血性坏死的晚期并发症。

气道损伤的第二个机制与气管内插管的异常成角有关。与气管内插管相比，导管的异常成角在气管切开插管中比气管内插管更常见。导管成角可以导致气管壁糜烂、溃疡形成，进而穿孔。导管向后成角会导致气管食管瘘，向前外侧成角会导致气管与无名动脉或颈动脉间的气管动脉瘘。罕见的情况是，过度膨胀的套管可直接侵蚀血管而导致气管动脉瘘。在此特殊病例中，过度膨胀的套管导致气管颈动脉瘘，事实证明这种损伤是致命的。

MDCT 可以准确地发现气管内导管和气管切开插管的并发症，特别是轴位图像结合多平面和三维重建图像准确率更高。

注　释

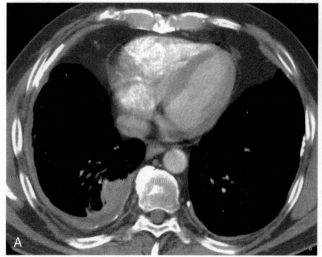
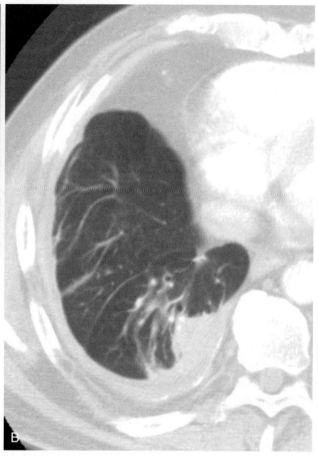

1. 该患者右肺下叶肺实质异常最可能的原因是什么？
2. 说出描述支气管血管束周围漩涡状表现的术语。
3. 与这种病变过程最相关的职业暴露是什么？
4. 圆形肺不张只跟石棉相关性胸膜病变有关吗？

圆形肺不张

1. 圆形肺不张。
2. "彗星尾征"。
3. 石棉。
4. 否。

参考文献

Batra P, Brown K, Hayashi K, Mori M: Rounded atelecta-
sis. *J Thorac Imaging* 11:187-197, 1996.

相关参考文献

Thoracic Radiology: THE REQUISITES, 2nd ed, pp
211-212.

点　评

圆形肺不张是肺外周局限性肺不张的一种形式，常发生于胸膜疾病患者。尽管圆形肺不张最常见于石棉相关性胸膜疾病，但其可发生于任何病因引起的慢性胸膜增厚或胸腔积液。

胸部 X 线片上，典型的圆形肺不张表现为肺下叶后部胸膜下圆形或卵圆形、边缘清楚的肿块。肿块常紧邻胸膜增厚区域，且肿块邻近的胸膜增厚程度最明显。肿块与邻近的肺实质成锐角，且与膈间被充气的肺组织相间隔。

圆形肺不张的一个特征性表现是出现曲线状的尾巴影，即彗星尾征。它是指聚拢的支气管和血管自肿块下缘延伸并汇聚到邻近的肺门，形成支气管血管束的旋涡状表现。胸部 X 线片上偶尔出现肺容积缩小征象，但通常很轻微。CT 图像经常出现邻近叶间裂的移位。

本病例中，CT 显示紧邻胸膜增厚区的局限性肺实质阴影，以及相伴随的肺容积缩小和彗星尾征，这些表现对圆形肺不张的诊断具有重要价值。对于 CT 表现模棱两可的患者，推荐行细针抽吸活组织检查以排除恶性肿瘤，因为吸烟者中肺癌与石棉暴露间有高度相关性。PET 扫描圆形肺不张没有 FDG 摄取，但亦有少数病例存在低水平摄取的报道。

注　释

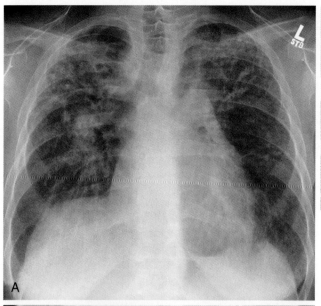

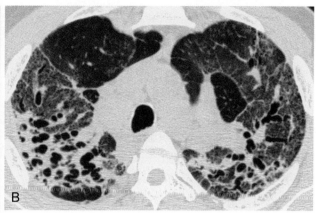

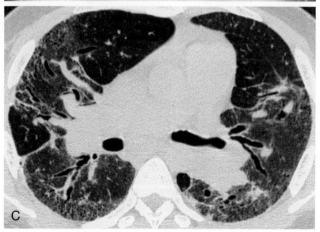

1. 说出至少 4 种肺上野分布的慢性浸润性疾病。

2. 胸部 X 线片上，哪种疾病与网格状和结节状阴影最密切相关？

3. 用于描述肺纤维化相关支气管不规则扩张的术语是什么？

4. 结节病患者中，哪种实验室指标常常升高？

结节病

1. 硅肺病，采煤工人尘肺病，结节病，强直性脊柱炎，朗格汉斯细胞组织细胞增生症及慢性铍中毒。
2. 结节病和朗格汉斯细胞组织细胞增生症。
3. 牵拉性支气管扩张症。
4. 血管紧张素转换酶（angiotensin-converting enzyme，ACE）水平。

参考文献

Miller BH, Rosado-de-Christenson ML, McAdams HP, Fishback NF: Thoracic sarcoidosis: radiologic-pathologic correlation. *Radiographics* 15:421-437, 1995.

相关参考文献

Thoracic Radiology: THE REQUISITES, 2nd ed, pp 188-190.

点 评

胸部 X 线片显示分布于双肺上野的网格状、结节状阴影，并伴有上肺叶体积减小。第 2 和第 3 幅高分辨 CT 图像显示不规则线状和小结节状阴影，伴有肺结构扭曲、牵拉性支气管扩张及细支气管扩张。

上肺野分布的慢性浸润性病变的各种原因中，结节病是最可能导致网格状和结节状阴影的。约 20% 具有间质性肺病证据的结节病患者将发展成纤维化。正如本病例证实的那样，纤维化通常在上叶尖段、后段及下叶上段最显著。肺体积减小和结构扭曲常见，表现为肿块样阴影和区域性牵拉性支气管扩张。

注 释

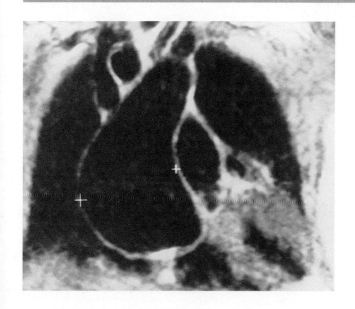

1. MRI 图像显示哪种血管异常？
2. 说出至少 2 种与升主动脉瘤有关的疾病。
3. 这是 T1W 还是 T2W 图像？
4. 真性动脉瘤与假性动脉瘤的区别是什么？

继发于囊性中层坏死的升主动脉瘤

1. 升主动脉瘤。
2. 囊性中层坏死（马方综合征和埃勒斯-当洛斯综合征），动脉粥样硬化及梅毒。
3. T1W（指示纵隔脂肪的高信号）。
4. 真性动脉瘤有完整的动脉管壁；假性动脉瘤以动脉管壁断裂为特征。

参考文献

Agarwal PP, Chughtal A, Matzinger F, Karerooni EA: Multidetector CT of thoracic aortic aneurysms. *Radiographics* 29:537-552, 2009.

相关参考文献

Thoracic Radiology: THE REQUISITES, 2nd ed, pp 358-359.

点　评

　　冠状位 MRI 图像揭示升主动脉明显的动脉瘤样扩张。动脉瘤定义为血管腔的异常扩大。升主动脉的直径随着患者年龄的增长有一些变异，但是管腔直径大于 4cm 普遍被认为异常。

　　主动脉瘤的分类基于动脉壁的完整性、瘤体位置和形状。就动脉瘤的形状而言，梭状动脉瘤以动脉壁全周的圆筒状扩张为特征，而囊状动脉瘤以动脉管壁局限性外凸为特征。梭状动脉瘤常与动脉粥样硬化有关，而囊状动脉瘤在病因学上常与创伤或感染有关。

　　升主动脉瘤较胸降主动脉瘤少见。尽管动脉粥样硬化常导致升主动脉瘤样扩张，但也常累及主动脉的其他部分。主动脉环扩张是指主动脉窦扩张，窦管交界消失，从而形成梨形升主动脉，其逐渐变细为正常管径的主动脉弓。升主动脉瘤也许是特发性的，或与结缔组织病（如埃勒斯-当洛斯综合征和马方综合征）有关。梅毒曾经是升主动脉瘤相对常见的原因，现在已很少见。

　　动脉瘤的主要并发症是瘤体破裂，破裂的风险与动脉瘤的大小有关。基于这一原因，当瘤体直径超过 5~6cm 时，常常推荐择期手术修补。

注　释

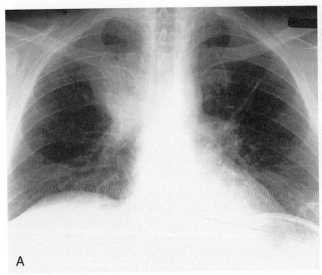

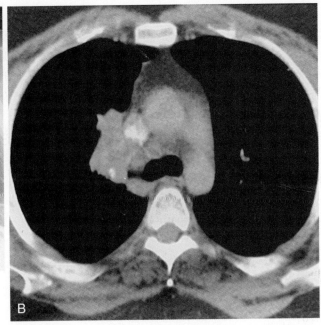

1. 哪种肺肿瘤是引起图中所示中央型阻塞性、钙化肿块最可能的原因？
2. 类癌是良性还是恶性肿瘤？
3. 说出用于类癌瘤成像的核医学检测方法。
4. CT 图像上类癌出现钙化的比例是多少？

类癌

1. 类癌。
2. 恶性。
3. 奥曲肽扫描。
4. 约30%。

参考文献

Chong S, Lee KS, Chung MJ, et al: Neuroendocrine tumors of the lung: clinical, pathologic, and imaging findings. *Radiographics* 26:41-57, 2006.

相关参考文献

Thoracic Radiology: THE REQUISITES, 2nd ed, pp 269-270.

点　评

正位胸部X线片显示一中央型、右肺门肿块，伴有右肺上叶部分性肺不张。CT图像显示右肺门肿块，病灶内见局限性钙化，病灶阻塞右肺上叶支气管。这种影像表现是中央型类癌瘤的特征。

支气管类癌瘤是罕见的神经内分泌肿瘤，发生于肺中央（80%）要比肺外周（20%）常见。类癌好发年龄为30~70岁，典型的临床表现为咳嗽、咯血和阻塞性肺炎。

胸部X线片上，类癌典型表现为中央型、肺门或肺门周围的肿块及其引起的阻塞性肺不张、肺炎、黏液嵌塞或支气管扩张症。CT图像上，类癌边界清楚，具有浅分叶。类癌常位于中央支气管附近，且常靠近气管分叉处。大约30%的类癌患者CT可发现钙化，但是钙化在普通胸部X线片上常常不能显示。绝大部分类癌会出现明显的对比增强。

少数类癌表现为肺外周的孤立性肺结节（SPN）。周围型典型类癌通常生长缓慢。非典型类癌常发生于肺外周，占所有类癌的10%。非典型类癌就诊时常较大，其生长速度快于典型类癌。尽管典型类癌转移罕见，但有多达一半的非典型类癌会发生转移。

类癌的治疗包括手术切除，非典型类癌需要扩大切除。对于进展期非典型类癌患者，辅助化学疗法有一定的疗效。典型类癌预后极好，5年生存率高达90%，而非典型类癌患者5年生存率仅为70%。

由于类癌生长抑素受体表达率高，所以用放射性核素标记的生长抑素受体类似物——奥曲肽的闪烁显像有助于检测隐匿性肿瘤。相反，由于典型类癌较高的假阴性结果，FDG-PET成像在类癌中的应用价值有限。

注　释

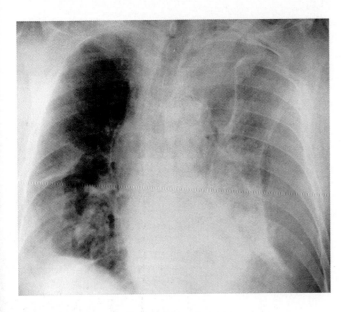

1. 说出反复呕吐导致食管穿孔的综合征名称。
2. 说出至少 3 种食管穿孔的其他原因。
3. 说出 2 个食管穿孔所致肺泡外气体异常积聚的部位。
4. 食管穿孔所致胸膜并发症常见于左侧还是右侧?

布尔哈夫综合征

1. 布尔哈夫综合征。
2. 医源性损伤、异物阻塞、肿瘤阻塞和外伤。
3. 纵隔气肿和气胸。
4. 左侧。

参考文献

Giménez A, Franquet T, Erasmus JJ, et al: Thoracic complications of esophageal disorders. *Radiographics* 22:S247-S258, 2002.

相关参考文献

Thoracic Radiology: THE REQUISITES, 2nd ed, pp 370, 371.

点 评

食管穿孔是急性纵隔炎的常见原因，其发生机制多样。布尔哈夫综合征是指食管末端的透壁性穿孔，多继发于反复的呕吐发作。破裂多发生于食管后方，接近于左侧横膈角处。

食管穿孔患者的典型表现为发热、白细胞增多、吞咽困难和胸骨后疼痛，疼痛常放射至颈部。就像本病例所证实的那样（注意升主动脉和主动脉弓周围分布的不规则透亮影，并延伸到下颈部软组织），纵隔气肿是常见的胸部放射学表现。其他胸部放射学表现可包括弥漫性纵隔增宽、气胸（本例显示左侧液气胸）、胸腔积液及脓胸。食管穿孔诊断延迟时，可出现额外的并发症，如纵隔脓肿、食管胸膜瘘及食管气管瘘。

怀疑食管穿孔时，可以通过食管造影检查（口服水溶性对比剂后行 X 线透视检查）来确诊。造影检查证实对比剂在食管穿孔处外渗，但在高达 10％ 的病例中可出现假阴性。CT 检查对于 X 线透视检查不能诊断的病例是有帮助的。对于进展到纵隔脓肿形成阶段的病例，CT 也有助于描述液体积聚的位置和范围。

超过 24h 的食管穿孔并发症诊断延迟与高致残率和高死亡率相关，意识到这一点是至关重要的。因此，早期诊断和早期治疗极为重要。

注 释

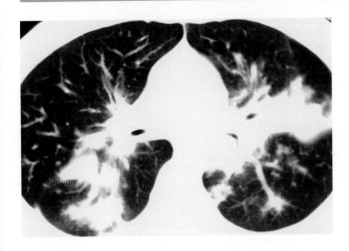

1. HIV 阳性患者中，这些 CT 表现最可能的原因是什么？
2. 此类肿瘤最常侵犯哪种器官系统？
3. 说出 HIV 阳性患者中最易患此类肿瘤的人口统计学人群。
4. 卡波西肉瘤摄取放射性镓吗？

卡波西肉瘤

1. 卡波西肉瘤。
2. 皮肤。
3. 男同性恋者。
4. 否。

参考文献

Boiselle PM, Aviram G, Fishman JE: Update on lung disease in AIDS. *Semin Roentgenol* 37:54-71, 2002.

相关参考文献

Thoracic Radiology: THE REQUISITES, 2nd ed, pp 131, 133.

点　评

卡波西肉瘤是全世界最常见的获得性免疫缺陷综合征（艾滋病）相关性肿瘤，但西方国家由于普遍进行高效抗逆转录病毒治疗（highly active antiretroviral therapy，HAART），其患病率明显下降。卡波西肉瘤主要但不是唯一发生于男同性恋者。卡波西肉瘤是发生于内皮细胞的多中心肿瘤。它可以侵犯多个器官系统，包括皮肤、淋巴管、肺及胃肠系统。人疱疹病毒8型与卡波西肉瘤有关，其又称为卡波西肉瘤疱疹病毒。

本病例 CT 图像显示特征性的卡波西肉瘤肺实质异常，包括沿支气管血管束分布的肺实变和边缘模糊的肺结节。少见的肺实质表现包括肺小叶间隔增厚和磨玻璃影。后者常见于肺结节和肿块周围。胸腔积液和胸部淋巴结肿大是卡波西肉瘤相对常见的胸部表现，且常常伴有肺实质异常。

核医学成像对于可疑的肺卡波西肉瘤的 HIV 阳性患者的评价是有帮助的。不同于肺部感染和淋巴瘤，卡波西肉瘤不摄取放射性镓。因此，对于弥漫性肺实质异常的 HIV 阳性患者，肺实质无放射性镓浓聚有助于卡波西肉瘤的诊断，而排除合并的肺部感染或诸如淋巴瘤的其他诊断。

注　释

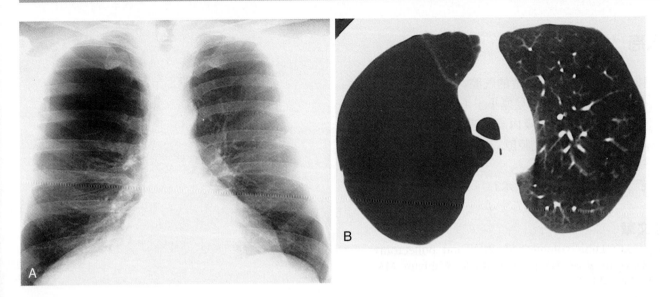

1. 定义肺大疱。
2. 定义肺气囊。
3. 说出至少 2 种肺大疱的并发症。
4. 症状性肺大疱的治疗方法是什么？

肺大疱

1. 肺大疱是一种边界清楚的气腔，直径大于 1cm，并有边界清楚的壁，壁厚小于 1mm。
2. 肺气囊是位于脏胸膜内或胸膜下肺实质内的较小的（<1cm）含气腔隙。
3. 气胸、感染及出血。
4. 手术切除（肺大疱切除术）。

参考文献

Arroliga AC: Lung volume reduction and bullectomy in COPD. In: Rose BD, Ed. *UpToDate*. Waltham, MA, UpToDate, 2009.

相关参考文献

Thoracic Radiology: THE REQUISITES, 2nd ed, pp 51, 53, 245, 246.

点 评

胸部 X 线片和 CT 图像显示右肺上叶巨大肺大疱。

肺大疱可继发于任何类型的肺气肿，但最常发生于间隔旁肺气肿和小叶中央型肺气肿。然而，肺大疱不一定与弥漫性肺气肿有关。

肺大疱常在数月至数年内增大，但是其增长速率变化相当大。偶尔，肺大疱变得非常大而局限。巨大的肺大疱会影响呼吸功能，而产生综合征，这些综合征可用许多术语来描述，包括大疱性肺气肿、消失肺综合征和原发性肺大疱性疾病。本病常见于青年人，以较大的、进行性上叶肺大疱为特征。尽管本病可发生于非吸烟者，但多见于吸烟者。

CT 是评价可疑大疱性肺气肿患者的首选检查方法。CT 对于描绘肺大疱的数目、大小及分布是有帮助的。CT 也可以评估肺大疱对正常肺的压迫程度，并确定残存肺组织中肺气肿的存在和严重性。

对于有症状的患者，手术切除肺大疱可以明显改善肺功能。肺大疱切除术在巨大肺大疱患者（肺大疱占据半侧胸≥50%）和第 1 秒用力呼气量（forced expiratory volume in 1 second，FEV1）中度减少患者中获益最大。相反，严重的弥漫性肺气肿患者获益不大，因此这些患者不是肺大疱切除术的理想对象。

注 释

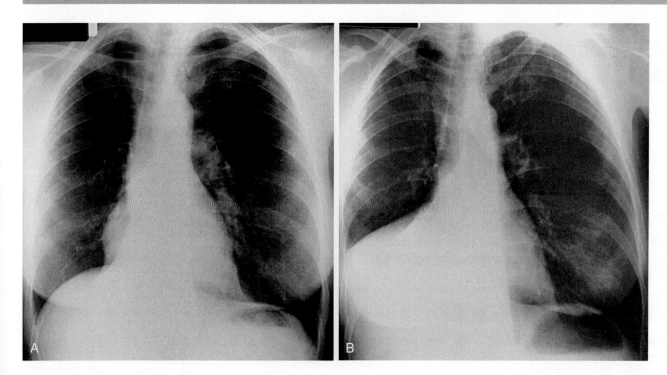

1. 第一幅图中哪个肺叶萎陷？
2. 第二幅图中哪个肺叶萎陷？
3. 胸腔外原发性肿瘤患者中，肺叶萎陷的可能原因是什么？
4. 说出至少 3 种能够导致支气管内转移瘤的常见原发性恶性肿瘤部位。

继发于支气管内转移瘤的右肺中叶和下叶萎陷

1. 右肺下叶。
2. 右肺中叶和右肺下叶。
3. 支气管内转移瘤。
4. 肾、黑色素瘤、甲状腺、乳腺和结肠。

参考文献

Seo JB, Im JG, Goo JM, et al: Atypical pulmonary metastases: spectrum of radiologic findings. *Radiographics* 21:403-417, 2001.

相关参考文献

Thoracic Radiology: THE REQUISITES, 2nd ed, pp 31-37.

点　评

　　第一幅胸部 X 线片显示了右肺下叶完全性萎陷。几周后的第二幅胸部 X 线片揭示右肺中叶和下叶的联合萎陷。第一幅图像指示右侧心后区的特征性三角形致密影，其以移位的斜裂为界，这种表现与左肺下叶萎陷影像相似。第二幅图像揭示肺体积减小的程度进一步加重，水平裂和斜裂移位，并伴随肺密度增高、右侧横膈轮廓模糊，这是右肺中叶和下叶联合萎陷的典型表现。

　　当肿瘤阻塞中间段支气管时可发生右肺中叶和下叶联合萎陷。因为上叶支气管和中叶支气管相距较远，所以右肺中叶、下叶联合萎陷比上叶、中叶联合萎陷更常见。当出现右肺上叶、中叶联合萎陷时，其影像表现与左肺上叶萎陷相同。

　　本患者肺叶联合萎陷继发于支气管内转移性疾病。本病例也存在肺实质转移，其在左肺显示最明显。支气管内转移罕见，尸检发现率不足 5％。出现的症状包括咳嗽、哮鸣、咯血。咳嗽很少会咳出肿瘤碎片；尽管罕见，但这是转移性疾病的首要指征。

　　部分性气道阻塞的放射学表现包括肺血量减少和空气捕捉。完全性支气管阻塞的放射学表现包括肺叶、肺段或亚肺段不张和阻塞性肺炎。也可出现明显的肺门或中央肿块。

注　释

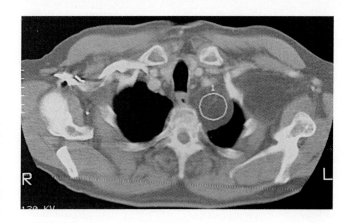

1. 肿块兴趣区 CT 值（HU）与脂肪密度一致，最可能的两个诊断是什么？

2. 如何解释肿块向腋窝的扩散？

3. 尽管该肿块大部分为脂肪密度影，但它包含少量条状软组织密度影。后者所见可排除脂肪瘤的诊断吗？

4. 该肿块的什么特征支持良性诊断？

脂肪瘤

1. 脂肪瘤和脂肪肉瘤。
2. 肿块可能是位于胸膜外，而不是位于纵隔内，并可能经肺尖扩散到左侧腋窝。
3. 否。
4. 柔韧性/缺乏侵袭性。

参考文献

Gaerte SC, Meyer CA, Winer-Muram HT, et al: Fat-containing lesions of the chest. *Radiographics* 22:S61-S78, 2002.

相关参考文献

无。

点　评

CT 图像显示一脂肪密度肿块，内部可见一些条状软组织密度影。肿块延伸到左侧腋窝，但没有肋骨或血管侵犯。

脂肪瘤可发生于胸部的任何位置，包括纵隔、胸壁、胸膜外间隙、食管、心脏、气道，肺实质罕见。尽管脂肪瘤典型表现为以均一脂肪密度为特征的边界清楚的病灶，但是病灶内部可见软组织成分。这些病例中，将脂肪瘤与胸腺脂肪瘤或低度脂肪肉瘤鉴别开来是困难的。脂肪瘤的侵袭性缺乏及其柔韧性可帮助其与脂肪肉瘤相鉴别；例如，脂肪瘤典型地包绕邻近血管、肋骨及纵隔结构而无侵袭、破坏。与脂肪瘤相反，脂肪肉瘤典型地含有较大的软组织成分，边界不规则，并常侵犯邻近的纵隔和胸壁结构。因此，边界清楚和缺乏浸润性更支持脂肪瘤而非脂肪肉瘤的诊断。脂肪瘤最终确诊需要病理学结果。

注　释

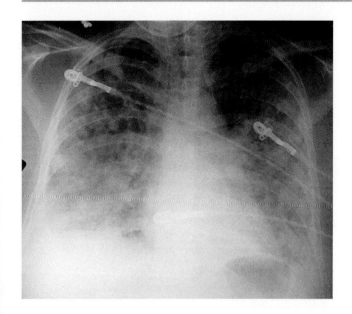

1. 哪种类型的病毒性肺炎典型表现为弥漫分布的边缘不清的肺结节？
2. 水痘患者中肺炎的总发病率大约是多少？
3. 与普通人群相比，水痘性肺炎在孕妇的发生率更高还是更低？
4. 水痘性肺炎痊愈后的典型 X 线表现是什么？

水痘带状疱疹（水痘）

1. 水痘带状疱疹（水痘）。
2. 大约 15%。
3. 孕妇发病率更高。
4. 弥漫性、散在肺实质钙化。

参考文献

Müller NL, Silva CI: Viruses. In: Müller NL, Silva CI, Eds. *Imaging of the Chest*. Philadelphia, Saunders, 2008, pp 402-404.

相关参考文献

Thoracic Radiology: THE REQUISITES, 2nd ed, pp 96, 99.

点　评

胸部 X 线片表现为弥漫分布的、边缘模糊的肺小结节，部分结节融合成实变阴影。这是水痘带状疱疹性肺炎的典型 X 线表现。特征性的 CT 表现（本例没有显示）包括全肺弥漫分布的直径 1～10mm 的结节影。少见 CT 表现包括周边环绕磨玻璃样晕征的肺结节、斑片样磨玻璃影及融合结节。

水痘带状疱疹在临床上表现为两种形式：水痘和带状疱疹。水痘代表病毒的初期形式，在初次感染患者表现为弥漫性疾病。相反，带状疱疹代表潜伏病毒的复活，典型表现为单侧性药物性斑疹。尽管任何一种病毒形式都与肺炎有关，但是大多数水痘带状疱疹性肺炎与水痘有关。

成人水痘患者中，肺炎的总发病率为 5%～50%。诱发因素包括白血病、淋巴瘤、免疫缺陷病及妊娠等。孕妇中水痘性肺炎的发病率和严重程度明显高于普通人群。

急性水痘性肺炎在成人严重皮肤病患者中最常见。皮肤斑疹出现 2～3 天后患者出现咳嗽、呼吸困难、气促及胸膜炎性胸痛等症状。

急性水痘性肺炎的死亡率高达 10%。水痘性肺炎幸存患者临床好转通常先于放射学病灶消退数周。水痘性肺炎痊愈患者的放射学特征为弥漫性、散在性肺实质钙化。

注　释

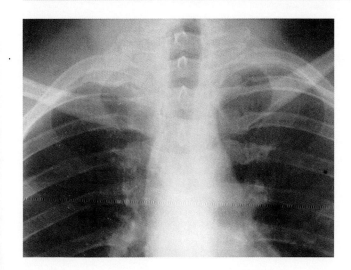

1. 说出至少 4 种单侧性肺尖帽增大的原因。
2. 用于描述肺尖原发性肺癌的术语是什么？
3. 关于胸膜外肺尖病灶，其边缘是光滑的还是不规则的？
4. 该患者出现可触及的右侧颈部肿块。说出本病例肺尖帽增大的 2 种可能原因。

继发于自颈部延伸而来的胸膜外脓肿的肺尖帽

1. 原发性肺癌，颈部或纵隔延伸而来的淋巴瘤，外伤引起的胸膜外血肿，颈部延伸而来的胸膜外脓肿及放射性纤维化。
2. 肺上沟瘤。
3. 光滑的。
4. 颈部脓肿和淋巴瘤的胸膜外延伸。

参考文献

McLoud TC, Isler RJ, Novelline RA, et al: The apical cap. *AJR Am J Roentgenol* 137:299-306, 1981.

相关参考文献

无。

点　评

　　术语肺尖帽用于描述胸部 X 线片上位于肺尖顶端的高密度影。标准的无症状患者的胸部 X 线片上，常常观察到肺尖帽，其呈现为位于肺尖上缘的不规则阴影，直径通常小于 5mm。肺尖帽的下缘通常清晰、锐利，但常显示为波浪状。肺尖帽被认为代表了非特异性胸膜下瘢痕形成和肺尖胸膜增厚的结果，通常没有临床意义。肺尖帽的发生率随年龄增长而增加。

　　许多病变可以导致肺尖帽增大。单侧肺尖帽增大的各种原因已在答案 1 中列出。双侧肺尖帽增大也许与放射性纤维化（例如霍奇金病）、纵隔脂肪过多症及血管异常，诸如主动脉缩窄等疾病有关。

　　此病例中，边缘光滑的增大肺尖帽的出现是由于颈部脓肿延伸至肺尖所致。由于颈部筋膜与胸廓顶部区域的连续性，颈部感染灶可以延伸进入肺尖区域的胸膜外间隙。本病例中的肺尖帽边缘光整，反映出病灶位于胸膜外。淋巴瘤是本病例要考虑的另外一种重要疾病。淋巴瘤患者中，肺尖帽可由颈部肿大淋巴结延伸或淋巴结沿肺尖胸膜增大引起。

注　释

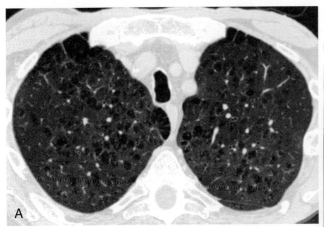
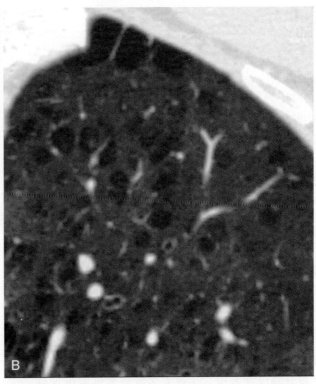

1. HRCT 图像上双肺出现异常低密度区的病因是什么?

2. 本病例中哪种类型的肺气肿较明显?

3. 哪种类型的肺气肿与吸烟最相关?

4. 该型肺气肿最常累及肺的哪部分?

肺气肿

1. 肺气肿。
2. 小叶中央型肺气肿和间隔旁肺气肿。
3. 小叶中央型肺气肿。
4. 肺上叶。

参考文献

Kazerooni EA, Whyte RI, Flint A, Martinez FJ: Imaging of emphysema and lung volume reduction surgery. *Radiographics* 17:1023-1036, 1997.

相关参考文献

Thoracic Radiology: THE REQUISITES, 2nd ed, pp 242-248.

点　评

　　HRCT 图像和左肺放大视图显示多灶性低密度影，其符合肺气肿表现。注意大多数异常低密度区缺乏明确的壁。

　　本病例呈现出小叶中央型肺气肿和间隔旁肺气肿的特征。小叶中央型肺气肿以多发小圆形异常低密度区为特征，典型者没有可见的壁，它们散布于整个肺实质。间隔旁肺气肿以定位于胸膜下区域为特征，并靠近叶间裂。间隔旁肺气肿灶常有可见的薄壁，其对应于小叶间隔。本病例中，间隔旁肺气肿在邻近前胸膜表面区域显示明显。当气肿灶大于 1cm 时，间隔旁肺气肿灶和（或）小叶中央型肺气肿融合区被恰当地称为"肺大疱"。

　　胸部 HRCT 对肺气肿的诊断有高度敏感性和特异性。HRCT 特别有益于评价肺减容术（lung volume reduction surgery，LVRS）候选者肺气肿的严重性和分布范围。LVRS 是切除严重气肿肺"靶区"的一种操作。这些区域对于肺功能的贡献极少，并对改变呼吸力学有消极作用。LVRS 通过正中胸骨切开入路进行，包括双侧楔形切除操作。

　　LVRS 术后肺功能改善被认为归功于数个因素，包括提高肺顺应性、修正 $\dot{V}/\dot{Q}$ 不匹配及改善呼吸力学。LVRS 手术患者的选择基于多种临床和影像参数。关于影像特征，初始资料提示肺上叶显著的、不均匀分布的肺气肿患者最可能从术中获益。

注　释

174

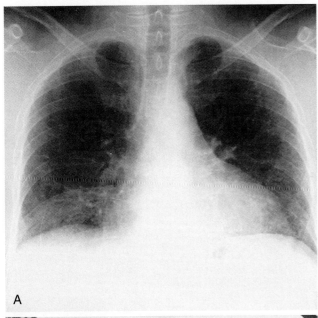

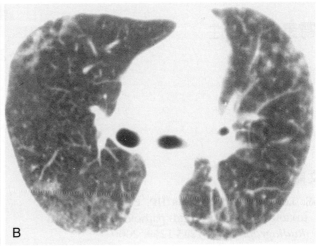

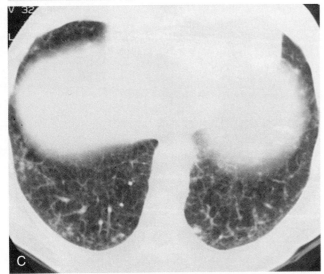

1. 此患者有淋巴瘤病史，并正在接受博来霉素治疗。第一、二幅图中观察到的间质性阴影最可能的原因是什么？

2. 博来霉素治疗患者出现肺毒性的比例大概是多少？

3. 胸部同步放射治疗增加还是减少博来霉素肺毒性的危险性？

4. 你预期此患者的肺一氧化碳弥散能力增加还是减少？

维化而有可能导致呼吸衰竭，甚至死亡。

博来霉素药物毒性

1. 博来霉素肺毒性。
2. 大约 4%。
3. 增加。
4. 减少。

注　释

参考文献

Rossi SE, Erasmus JJ, McAdams HP, et al: Pulmonary drug toxicity: radiologic and pathologic manifestations. *Radiographics* 20:1245-1259, 2000.

相关参考文献

Thoracic Radiology: THE REQUISITES, 2nd ed, pp 236-237.

点　评

　　第一幅胸部 X 线片显示肺实质的外周和基底部分存在网格状阴影。第二、第三幅 CT 影像显示主要分布于胸膜下和基底部的增厚间隔线、不规则线状影、磨玻璃影及数个细小肺结节。

　　博来霉素是一种用于治疗淋巴瘤、睾丸癌及某些鳞状细胞癌的抗肿瘤药。约 4% 的患者发生肺毒性，且肺毒性是博来霉素的首要剂量限定因素。肺纤维化是最严重的肺部并发症，而急性超敏反应罕见。

　　患者典型地表现为隐袭出现的呼吸困难、干咳及偶尔的发热。肺功能试验揭示肺一氧化碳弥散能力降低，这是博来霉素早期肺损伤的一项敏感测试方法。

　　胸部 X 线片可以正常，或显示基底段和胸膜下分布的网格状阴影，类似于特发性肺纤维化所见。CT（特别是 HRCT）在检测肺间质异常方面比传统 X 线片更为敏感，并可在胸部 X 线片显示正常时揭示特征性改变。肺结节是博来霉素毒性中的一种不常见表现，常代表药物诱导的隐源性机化性肺炎（cryptogenic organizing pneumonia，COP）。结节大小变化较大，自 5mm 到 3cm 不等，且常分布于胸膜下区域。

　　早期检测非常重要，因为在肺毒性的早期阶段，及时停用博来霉素可改善肺功能，并且治愈肺损伤。在肺毒性的进展期，患者预后是可变的。尽管一些患者对类固醇药物有反应，但另一些患者则发展为肺纤

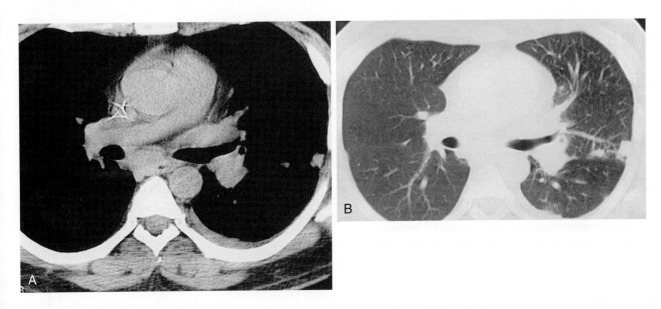

1. 在 HIV 阳性患者中,哪种真菌感染最可能出现肺结节、胸腔积液及淋巴结肿大?

2. 胸腔积液和胸部淋巴结肿大最常见于免疫活性肺部隐球菌感染患者,还是免疫抑制的肺部隐球菌感染患者?

3. 此种有机体最常侵袭哪种器官系统?

4. 播散性隐球菌感染通常涉及其他哪些器官?

AIDS 隐球菌感染

1. 隐球菌属。
2. 免疫抑制者。
3. 中枢神经系统（脑膜炎）。
4. 骨和皮肤。

参考文献

Avriam G, Fishman JE, Boiselle PM: Thoracic infections in human immunodeficiency virus/acquired immune deficiency syndrome. *Semin Roentgenol* 42:23-36, 2007.

相关参考文献

Thoracic Radiology: THE REQUISITES, 2nd ed, p 128.

点　评

在此病例中，CT 图像显示数个肺小结节，伴有左侧肺门、隆突下淋巴结肿大及左侧少量胸腔积液。AIDS 患者肺结节的原因很多，包括感染性病因（真菌性、分枝杆菌性、脓毒性梗死）和肿瘤（卡波西肉瘤、淋巴瘤）。

在 AIDS 流行及免疫抑制治疗之前，大多数隐球菌感染发生于免疫活性宿主。目前估计 70% 的隐球菌感染发生于免疫抑制患者。免疫活性宿主中，感染常局限于肺部。相反，感染在免疫抑制患者中通常播散至中枢神经系统和皮肤。肺部症状在两组人群中都不常见。然而，弥漫性感染的免疫抑制患者常出现中枢神经系统或骨骼系统相关症状。

许多影像学特征与此种感染相关。免疫抑制和免疫活性宿主中的共同肺部影像表现包括孤立性或多发性肺结节和肿块，以及肺段或肺叶实变。其他特征，包括弥漫性网格状-结节状阴影、空洞性结节或肿块、胸腔积液及纵隔和肺门淋巴结肿大，这些表现在免疫抑制患者中比在正常宿主中更为常见。

注　释

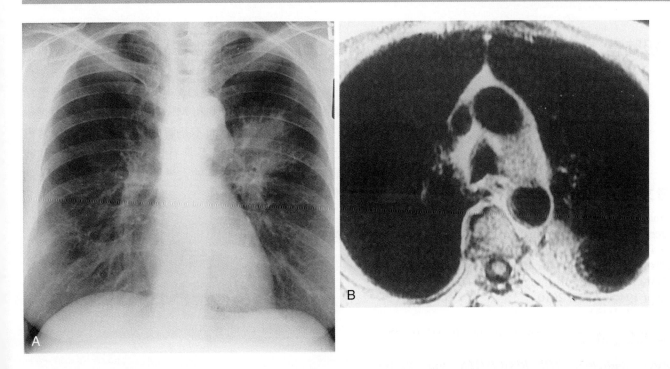

1. 图中所示肺部肿块经胸腔活检证实为非小细胞肺癌（NSCLC）。肺主动脉窗出现肿大淋巴结是否是淋巴结转移的充足证据？

2. 根据 NSCLC 的 TNM 分期系统，如果该淋巴结被证实为恶性，该患者的 N 分级是什么？

3. 该淋巴结的分级是否可排除外科手术？

4. NSCLC 患者中对侧淋巴结病的意义是什么？

N2 级肺癌

1. 否。
2. N2 级。
3. 否。
4. 可排除手术切除。

参考文献

Sharma A, Fidias P, Hayman LA, et al: Patterns of lymph-adenopathy in thoracic malignancies. *Radiographics* 24:419-434, 2004.

Kligerman S, Abbott G: A radiologic review of the new TNM classification for lung cancer. *AJR Am J Roent-genol* 194:562-573, 2010.

相关参考文献

Thoracic Radiology: THE REQUISITES, 2nd ed, pp 263-268.

点　评

NSCLC 患者中，淋巴结分级可以为评估患者预后及制订恰当的治疗策略提供重要信息。尽管第 7 版 TNM 分期系统中 N 的分级没有改变，但新的淋巴结分区图已制订，它将淋巴结划分为 7 个特定区域：锁骨上区、上区、主动脉-肺动脉间区、隆突下区、下区、肺门-肺叶间区及外周区。

根据 TNM 分期系统，受累淋巴结被分为如下 N0～N3 级：

N0＝无明显区性淋巴结转移。

N1＝同侧外周淋巴结转移，或肺门-肺叶间区淋巴结转移。

N2＝同侧纵隔淋巴结转移（上区、主动脉-肺动脉间区、下区或隆突下区）。

N3＝锁骨上区淋巴结或对侧纵隔淋巴结（上区、主动脉-肺动脉间区、下区）、肺门-肺叶间区或外周区淋巴结的任一区域转移。

CT 和 MRI 在支气管肺癌患者淋巴结转移评估中扮演着重要而有限的角色。这些影像学方法主要依赖于淋巴结的解剖学特征，尤其是淋巴结的大小（短轴直径大于 1cm 通常被认为是异常）。这种评价方法的敏感度介于 60％～79％范围，而特异性为 60％～80％。因此，为了达到肿瘤分期的目的，肿大的淋巴结必须通过活检来评估。这些影像学检查的主要作用是定位肿大的淋巴结。淋巴结的准确定位允许制订恰当的活检程序。

近年来，研究表明 FDG-PET 成像在纵隔淋巴结转移评价方面优于 CT 和 MRI。该技术依赖于生理学特征（葡萄糖代谢）而不是解剖学特征来鉴别异常淋巴结。因此，FDG-PET 具有识别小淋巴结内的肿瘤病灶，进而鉴别增生性肿大淋巴结和转移性淋巴结的潜力。

注　释

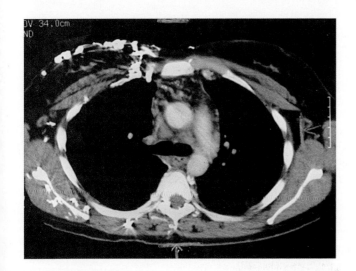

1. 上腔静脉（superior vena cava，SVC）综合征最常见的病因是什么？

2. 说出至少一种引起 SVC 综合征的常见良性病因。

3. 说出至少两种 SVC 阻塞的机制。

4. SVC 阻塞患者典型的临床症状是什么？

上腔静脉综合征

1. 恶性肿瘤——肺癌。
2. 静脉内装置长期置入；纤维性纵隔炎。
3. 外源性压迫、直接侵犯及腔内血栓。
4. 面部、颈部、上肢及胸部水肿；头疼；视觉障碍；意识水平减低。

参考文献

Eran S, Karaman A, Okur A: The superior vena cava syndrome caused by malignant disease: imaging with multidetector row CT. *Eur J Radiol* 59:93-103, 2006.

相关参考文献

Thoracic Radiology: THE REQUISITES, 2nd ed, p 262.

点　评

SVC 综合征是由血管外压迫、腔内血栓形成、肿瘤浸润或这些病变联合引起 SVC 阻塞而导致的。绝大多数病例继发于肿瘤性过程，尤其多见于支气管肺癌（特别是小细胞癌）。淋巴瘤和转移癌是额外的恶性病因。有许多良性病因，包括长期静脉内装置置入（比如中心静脉插管和永久性起搏器）和纤维性纵隔炎（比如组织胞浆菌病）。

胸部 X 线片常显示右侧气管旁肿块，其可伴随奇静脉扩张。出现纤维性纵隔炎时，右侧气管旁肿块常常钙化。因留置中心静脉导管而发生上腔静脉血栓的患者，可见导管侧移。SVC 阻塞可以通过 CT 或 MRI 来确诊。CT 诊断基于 SVC 对比剂充盈减少或充盈缺失，并联合侧支静脉扩张、充盈。两者对于做出可靠的诊断是必需的。MDCT 增强结合多平面重建和三维重建在检测 SVC 阻塞的存在及程度方面具有极高的准确性。它对于帮助确定阻塞原因并描述侧支静脉循环也是有价值的。

当观察到侧支静脉血管时，你应该寻找中心静脉阻塞。

注　释

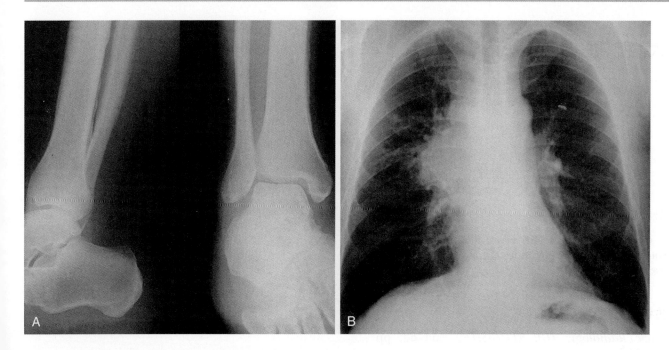

1. 用于描述与肺部疾病相关的骨膜反应的术语是什么？
2. 此病理过程（骨膜反应）常与良性还是恶性病变相关？
3. 当此病理过程的发生与肺部恶性肿瘤相关时，在肺肿瘤切除后常见的骨膜反应是什么？
4. 这种骨骼改变是否有典型的症状？

肥大性肺骨关节病

1. 肥大性肺骨关节病（hypertrophic pulmonary osteoarthropathy，HPOA）。
2. 恶性。
3. 溶骨。
4. 是——它常常伴有疼痛、肿胀及僵硬。

参考文献

Love C, Din AS, Tomas MB, et al: Radionuclide bone imaging: an illustrative review. *Radiographics* 23:341-358, 2003.

相关参考文献

Thoracic Radiology: THE REQUISITES, 2nd ed, pp 256-257.

点　评

　　第一幅图中右踝 X 线片显示沿胫腓骨远段骨干分布的边缘光滑的骨膜反应。类似的表现也存在于其余四肢骨的 X 线片（没有提供）中。

　　术语 HPOA 用于描述骨骼病变和迷走神经或舌咽神经支配器官的内脏病变间的联合征。尽管有许多肺部和肺外因素会导致这种情况，但是肺部恶性肿瘤占此类病例的绝大多数（90%）。由于这种较强的关联性，你应该经常建议有 HPOA 指征的患者接受胸部 X 线片检查以评价肺部肿瘤或肺部疾病的其他原因。第二幅图中该患者胸部 X 线片指示巨大的中央型肿瘤。常见的非肿瘤性肺部病变包括囊性纤维化和特发性肺纤维化。胸膜的局限性纤维性病变也常与这种情况有关。

　　对这种情况的潜在机制知之甚少，但是可以肯定的是这归因于细胞因子诱导的成骨效应。最近，血管内皮生长因子（vascular endothelial growth factor，VEGF）被认为是一种可能刺激成骨效应的细胞因子。有趣的是，伴发的胸部恶性肿瘤切除后，HPOA 常常消失。

注　释

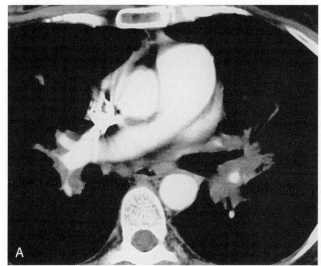

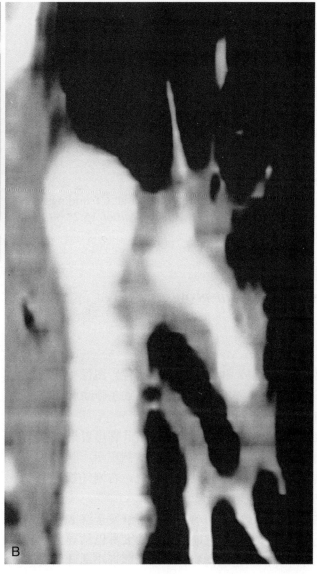

1. 此患者有急性肺栓塞吗？
2. 左肺动脉降支局限性管径缩小的原因是什么？
3. 结节病患者中，肿大的淋巴结导致肺动脉压迫的概率有多大？
4. 第一幅图像中哪种血管结构出现异常扩张？

肺动脉外源性压迫（结节病）

1. 没有。
2. 邻近淋巴结组织引起外源性压迫。
3. 罕见。
4. 肺主动脉。

参考文献

Hennebicque AS, Nunes H, Brillet PY, et al: CT findings in severe thoracic sarcoidosis. *Eur Radiol* 15:23-30, 2005.

相关参考文献

Thoracic Radiology: THE REQUISITES, 2nd ed, pp 334, 335.

点　评

　　第一幅（轴位）和第二幅（冠状位）图像中，肺血管 CT 成像显示邻近淋巴结组织所致左肺动脉降支及右肺下叶肺动脉上段的外源性狭窄。

　　该患者有结节病病史。偶尔，结节病患者淋巴结肿大到足够大时可压迫支气管。如本例所示，肿大的淋巴结导致肺动脉狭窄罕见。有报道，右侧气管旁巨大淋巴结阻塞上腔静脉。

　　在结节病患者中，肺动脉高压常继发于终末期肺纤维化。然而，其可罕见地继发于肿大淋巴结导致的肺主动脉外源性压迫或肉芽肿导致的邻近小动脉的受压和闭塞。

　　在解释肺血管 CT 造影图像时，鉴别肺栓塞与血管外异常情况，如淋巴结，是非常重要的。注意此病例显示肺血管内缺乏内源性的充盈缺损。另外一个鉴别特征是肺动脉管径。发生急性肺栓塞时，受累血管常常扩张。相反，当发生外源性压迫时，血管常出现异常狭窄。外源性压迫也许与慢性肺栓塞难以鉴别，后者常导致偏心性而非中心性肺动脉充盈缺损。明确异常软组织密度影位于血管外而非血管内，可以帮助排除慢性肺栓塞。尽管该特征在常规轴位图像（如本例所示）上通常容易显示，但是额外的多平面重建图像对于疑难病例的诊断是有帮助的。

注　释

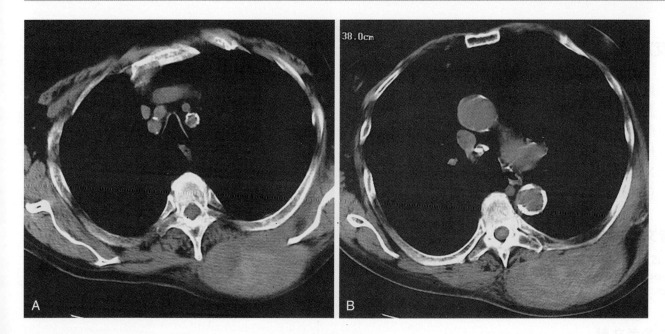

1. 此患者有血友病病史。后胸壁肿块最可能的原因是什么？
2. 在 CT 平扫图像上，肿块内的高密度成分代表什么？
3. 说出至少 2 种肌内出血的可能并发症。
4. 血友病是怎样遗传的？

血友病中的胸壁血肿

1. 血肿。
2. 急性出血。
3. 关节挛缩、缺血性肌病、神经病变、邻近骨的压迫性坏死及假性肿瘤形成。
4. X 连锁隐性遗传；因此，血友病通过女性遗传，但主要影响男性。

参考文献

Park JS, Ryu KN: Hemophilic pseudotumor involving the musculoskeletal system: spectrum of radiologic findings. *AJR Am J Roentgenol* 183:55-61, 2004.

相关参考文献

无。

点　评

CT 图像显示左侧脊柱旁肌肉组织内一巨大的、边缘清楚的不均匀性后胸壁肿块。CT 平扫图像上肿块内的高密度成分与急性肌内血肿的诊断相符合，是血友病的一种已知并发症。

血友病是一种由凝血因子缺乏所导致的、以凝血障碍为特征的疾病。肌肉骨骼系统反复出血是该病的最常见并发症。关节腔是最常见的自发性出血部位。关节积血常并发于关节炎。软组织，特别是较大的肌肉群，也是相对常见的出血部位。最常受累的肌肉群是髂腰肌、股四头肌和腓肠肌。如果出血形成的血肿被纤维组织取代，那么永久性的挛缩可能发生。包裹性血肿可能导致假性肿瘤的形成。

横断面图像有助于辨识血友病患者肌内血肿的部位和范围。由于相对低廉且无电离辐射，超声检查常常是用于此目的的首选检查方法。对于巨大血肿患者，CT 和 MRI 有时有助于确定出血范围、估计出血期、指示出血对邻近器官的影响。

注　释

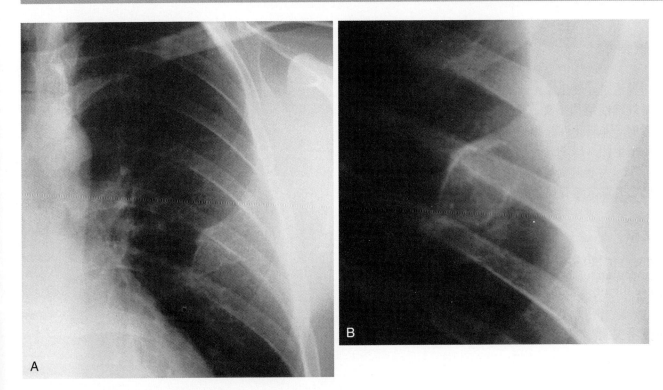

1. 哪些特征提示此肋骨损害为良性、非侵袭性病因所致?

2. 说出至少 2 种引起此类肋骨损害的原因。

3. 说出一种与慢性浸润性肺疾病和透光性骨损害相关的疾病。

4. 说出至少 3 种时常与溶骨性骨转移相关的原发性肿瘤。

内生软骨瘤

1. 边界清楚，硬化缘。
2. 骨纤维性结构不良、动脉瘤性骨囊肿、内生软骨瘤、非骨化性纤维瘤及朗格汉斯细胞组织细胞增生症（LCH）。
3. LCH（尽管肺受累通常不伴有骨损害）。
4. 肺、乳腺（溶骨性或成骨性）、肾及甲状腺。

参考文献

Guttentag AR, Salwen JK: Keep your eyes on the ribs: the spectrum of normal variants and diseases that involve the ribs. *Radiographics* 19:1125-1142, 1999.

相关参考文献

无。

点 评

第一幅图像中的锥形胸部 X 线片和第二幅图像中的肋骨锥形 X 线片显示左侧第四前肋边界清楚的、膨胀性半透明骨质破坏，伴有硬化缘。边界清楚、硬化缘提示非侵袭性的而不是侵袭性的（比如肿瘤、感染）病因。相反，侵袭性的半透明损害以边界模糊为典型特征。

良性半透明肋骨损伤有许多原因。仔细观察可发现在半透明骨质破坏中央有细小的钙化核心。该发现表明是一种软骨性病灶，如内生软骨瘤。约 50％的病例中，此类损害证实为钙化，通常呈现为斑点状或环形、弧形钙化。内生软骨瘤常无症状，除非并发病理性骨折或罕见地恶变为软骨肉瘤。当内生软骨瘤患者出现无创性疼痛时，应考虑为内生软骨瘤恶化。

胸廓最常见的非肿瘤性损害是骨纤维性结构不良。在此类患者中，肋骨损害常常是单骨性的和无症状的。然而，如果肋骨损害并发病理性骨折，患者可出现症状。多骨纤维性结构不良时，通常有单侧优势。罕见的情况是，胸廓受累的程度足够大时可导致进行性限制性肺病、肺动脉高压及肺源性心脏病。麦-奥（McCune-Albright）综合征是指多骨纤维性结构不良伴发咖啡牛奶斑皮肤损害和性早熟。

注 释

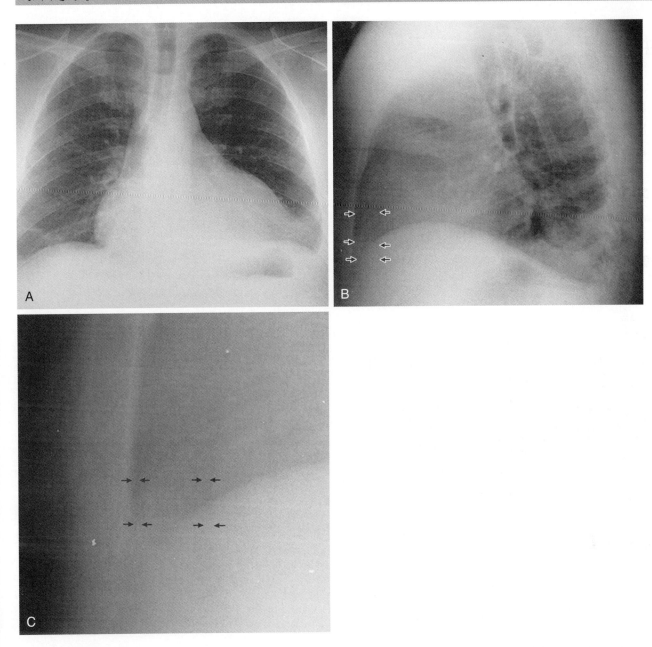

1. 第二幅侧位胸部 X 线片中箭头所指示的是什么结构？
2. 这是异常增宽吗？
3. 此结构两边的透亮区域代表什么？
4. 心包积液时常用什么词来描述心脏轮廓的典型特征？

心包积液

1. 心包。
2. 是的——心包积液的存在使它增宽。
3. 脂肪。
4. 水瓶或烧瓶形。

参考文献

Cardiac Radiology: THE REQUISITES, pp 265-270.

相关参考文献

无。

点　评

　　第一幅胸部 X 线片指示心脏轮廓增大，呈球形。第二幅侧位胸部 X 线片指示阳性的心外膜脂肪垫征（epicardial fat pad sign，EFPS），也称为双透亮征。该征象指的是透亮条纹（箭头所示）间的心包软组织密度影增宽（超过 4mm），该透亮条纹代表位于心包前、后（心外膜至心包）的脂肪。在第三幅侧位胸部 X 线片的锥形 X 线图像上，这些透亮条纹由成对的箭头划定界限。EFPS 对于检测心包积液有相对低的敏感性，但有高度特异性。

　　胸部 X 线片对于检测心包积液有相对低的敏感性。据估计，心包积液必须达到约 200ml 时才能做出可靠的胸部 X 线片诊断。相比之下，超声心动图显像对于检测心包积液有高度敏感性，同时可用于可疑心包积液患者的筛查研究。MRI 有助于显示复杂性心包积液的特征。

　　心包积液有许多原因，包括感染、创伤、放射治疗、胶原血管性疾病、代谢性疾病及肿瘤。最常见的病因为心肌梗死并左心室衰竭。德雷斯勒综合征（心肌梗死后综合征）是指心肌梗死后 2～10 周发生心包腔和胸腔积液。此类积液可以是出血性的，尤其是接受抗凝血治疗的患者。此例患者心肌梗死后发生心包积液和胸腔积液。

注　释

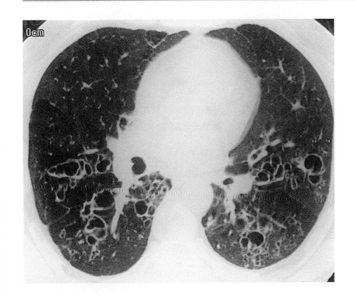

1. 此病例为囊性肺疾病，还是支气管扩张症？
2. 如何做出鉴别？
3. 支气管扩张症的三种分类（Reid 分类）是什么？
4. 说出至少三种与支气管扩张症相关的先天性或发育障碍性疾病。

支气管扩张症

1. 支气管扩张症。
2. 许多相连接的囊状腔隙，部分与邻近的血管平行（印戒征），部分有气-液平面。
3. 圆柱状、曲张型及囊状（囊形）支气管扩张症。
4. 威廉姆斯-坎贝尔综合征、囊性纤维化、原发性低丙种球蛋白血症、黄甲综合征、纤毛运动障碍综合征（Kartagener 综合征）、扬氏综合征和莫-昆二氏综合征。

参考文献

Javidan-Nejad C, Bhalla S: Bronchiectasis. *Radiol Clin North Am* 47:289-306, 2009.

相关参考文献

Thoracic Radiology: THE REQUISITES, 2nd ed, pp 314-318.

点 评

支气管扩张症是指支气管异常的、不可逆性扩张。支气管扩张症的确切病理学描述由 Reid 报道，并依据支气管的形态学和支气管分级的数目。在圆柱状支气管扩张症中，支气管轻度扩张并有直而规则的轮廓。自肺门到肺外周的支气管分级数目平均为 16（17～20 级为正常）。在曲张型支气管扩张症中，支气管表现为串珠状形态，呈连续性扩张和狭窄。支气管分级的平均数为 8。在囊状支气管扩张症中，支气管呈囊状表现。支气管分级的平均数为 4。

可以用下述标准来鉴别支气管扩张症和囊性肺疾病。首先，当扩张支气管走行垂直于扫描平面时，总能看到肺动脉紧邻支气管走行（印戒征）。不同的是，真正的肺囊肿，诸如淋巴管肌瘤相关性肺囊肿，它们在肺实质中的分布是随意的。其次，当扩张支气管走行平行于扫描平面时，能观察到囊状腔隙彼此相连。该特征在本例中显示得很好。最后，囊状支气管扩张症常伴有液平面，而在囊性肺疾病中，这种发现是很少见的。

注 释

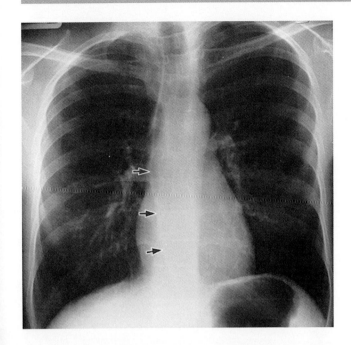

1. 说出此例患者中引起奇静脉-食管轮廓移位（箭头所示）的结构。
2. 为什么它表现为条纹形而不是界面？
3. 哪种影像学研究最有助于进一步评价此发现？
4. 说出至少 2 种引起胸段食管运动功能障碍的病因。

食管运动功能障碍（失弛缓症）

1. 食管。
2. 食管积气扩张。
3. 钡餐。
4. 进行性系统性硬化病（硬皮病）、失弛缓症、美洲锥虫病（查加斯病）、系统性疾病（比如淀粉样变性）及药物（比如抗胆碱能药）。

参考文献

Whitten CR, Khan S, Munneke GJ, Grubnic S: A diagnostic approach to mediastinal abnormalities. *Radiographics* 27:657-671, 2007.

相关参考文献

Thoracic Radiology: THE REQUISITES, 2nd ed, pp 364-365, 366.

点 评

奇静脉-食管界面是由右肺下叶充气的肺组织和奇静脉和（或）食管右侧缘的软组织密度影并行而形成的。在标准胸部 X 线片上，你可观察到奇静脉-食管界面始于奇静脉弓水平，向下延伸至膈水平。随着奇静脉-食管界面向左侧轻微弯曲，其常常产生一凹面。奇静脉（如奇静脉延续于下腔静脉处）或食管（如失弛缓症）任一结构异常均可导致该界面的右移。隆突下肿块，诸如支气管囊肿和淋巴结肿大也可导致奇静脉-食管界面的局限性右移，常常在隆突下区域产生向右的凸面。

胸部 X 线片显示奇静脉-食管轮廓弥散性向右移位，其呈现为条纹而非界面。当含气的扩张食管压迫奇静脉-食管轮廓使其发生移位时，你将观察到条纹而非界面。该患者有失弛缓症病史。在大多数失弛缓症患者，食管内含有大量滞留的分泌物。因此，你常能看到奇静脉-食管界面的移位，而不是条纹。滞留的分泌物也可导致扩张的食管腔内出现相互分离的气-液平面。

注 释

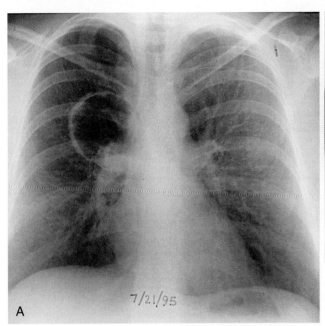

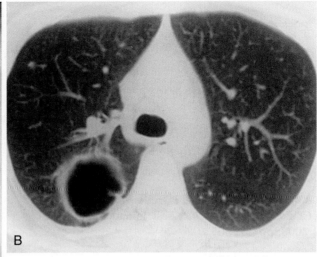

1. 该患者称最近去美国西南部旅游。此空洞最可能的感染性病因是什么？
2. 该病原生物还在哪些地方呈地方性流行？
3. 空洞与感染的初期肺炎形式还是与慢性肺炎形式相关？
4. 与播散性球孢子菌病感染相关的典型类型是什么？

球孢子菌病源性空洞

1. 球孢子菌病。
2. 中美洲、南美洲及墨西哥北部。
3. 慢性。
4. 多发性小结节。

参考文献

Lindell RM, Hartman TE: Fungal infections. In: Müller NL, Silva CI, Eds. *Imaging of the Chest*, Philadelphia, Saunders, 2008, pp 362-365.

相关参考文献

Thoracic Radiology: THE REQUISITES, 2nd ed, p 110.

点 评

球孢子菌病感染常由吸入粗球孢子菌的孢子所致，它是流行于沙漠地带的土壤习居菌。尽管大多数个体感染后无症状，但部分患者感受到轻微的、类似流感的疾病。

放射学所见各异，依赖于感染的阶段。孢子吸入的初始阶段，出现局限性的肺炎反应，其特征性的 X 线片表现为区域性实变。这种实变的累及范围常小于整个肺叶，且常位于下叶，通常不用治疗就会自行消退。

慢性肺球孢子菌病的典型 X 线表现为单发或多发性肺结节和空洞。这种空洞，如本例中所示，空洞壁厚薄变化较大，且放射学上与其他原因引起的空洞性病变难以鉴别。在少数病例（10％～15％）中，球孢子菌病常引起特征性的薄壁（"葡萄皮"）空洞。这种空洞的大小也许很快发生变化，可能是由于空洞与支气管树单向阀性交通所致。

播散性球孢子菌病罕见，X 线摄影表现为多发性结节。结节直径常介于 5mm 到 1cm 之间，但是部分病例可见到较小的粟粒状结节。播散性球孢子菌病的病程多变：它可以是慢性、隐袭性或迅速致命的。后者常发生于免疫功能低下患者。

与其他感染相类似，播散性球孢子菌病在 FDG-PET 研究中可产生假阳性结果。这种现象可发生在感染的急性期或慢性期。

注 释

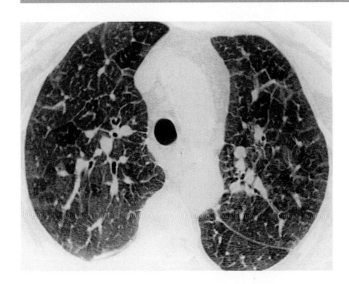

1. 此患者肺静脉楔压增高。这些胸部 HRCT 所见最可能的原因是什么？
2. 哪些胸部 X 线片所见与小叶间隔增厚的 HRCT 所见相关？
3. 定义磨玻璃影。
4. 说出 2 种 HRCT 成像必需的技术特点。

流体静力性肺水肿

1. 流体静力性肺水肿。
2. 间隔线。
3. 肺实质密度增高而支气管、血管轮廓可辨。
4. 较薄的准直（1~2mm）和高空间频率重建算法。

参考文献

Storto ML, Kee ST, Golden JA, Webb WR: Hydrostatic pulmonary edema: high-resolution CT findings. *AJR Am J Roentgenol* 165:817-820, 1995.

相关参考文献

Thoracic Radiology: THE REQUISITES, 2nd ed, pp 330-332.

点　评

尽管充血性心力衰竭常依据典型的临床和放射学表现来做出诊断，但无充血性心力衰竭患者偶尔也会进行胸部 HRCT 检查来寻找呼吸困难的病因。流体静力性水肿也是患者因其他目的进行扫描时的一种偶然发现。因此，熟知流体静力性水肿的典型 HRCT 特征非常重要。

流体静力性水肿患者的 HRCT 图像上，你可以观察到磨玻璃密度影、光滑增厚的间隔线、支气管血管周围间质增厚、血管管径增大及叶间裂增宽等联合表现。少量胸腔积液以右侧多见，也常常观察得到。缺乏蜂窝肺、牵拉性支气管扩张及肺结构扭曲等纤维化征象。有趣的是，据报道急性充血性心力衰竭患者偶尔可见纵隔淋巴结肿大和纵隔脂肪密度影增高。

影像学所见和临床资料间的相关性常常足以做出肯定的诊断。当临床诊断有疑问时，利尿后的随访研究有时有助于证实异常的消退并排除慢性浸润性肺疾病。

注　释

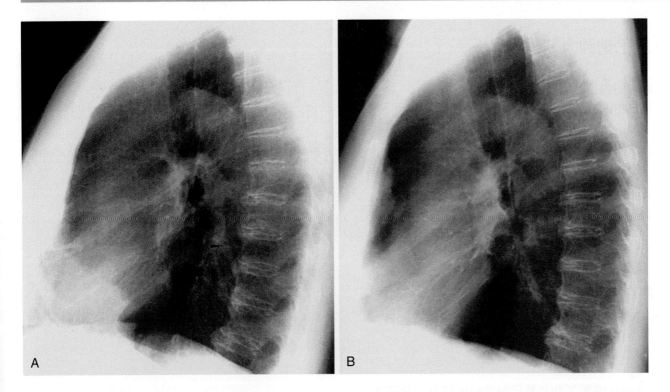

1. 此患者有乳腺癌病史，第二幅侧位胸部 X 线片中所见到的胸骨后分叶状阴影最可能的原因是什么？

2. 哪些其他肿瘤性病变常引起这种结节？

3. 正常胸部 X 线片能排除该部位的淋巴结肿大吗？

4. 说出乳腺癌患者最常见的淋巴结肿大部位。

内乳淋巴结肿大

1. 肿大的内乳淋巴结。
2. 淋巴瘤。
3. 不能。
4. 腋窝。

参考文献

Sharma A, Fidias P, Hayman LA, et al: Patterns of lymph-adenopathy in thoracic malignancies. *Radiographics* 24:419-434, 2004.

相关参考文献

Thoracic Radiology: THE REQUISITES, 2nd ed, pp 373-374.

点　评

　　系列侧位胸部 X 线片显示胸骨后区域分叶状阴影的间歇性发展。在乳腺癌患者中，最可能的病因是肿大的内乳淋巴结，这是此类患者肿瘤转移的常见部位。乳房中部的淋巴液引流进入内乳淋巴结。内乳淋巴结的侵犯具有预后意义并影响治疗决策。

　　内乳淋巴结只有肿大到相当大时才能在胸部 X 线片上看到。在内乳淋巴结肿大患者的正位胸部 X 线片上，你可观察到胸骨旁局灶性阴影，其通常在前 3 个肋间隙水平可见，很少在第 4、5 肋间水平显示。在侧位胸部 X 线片上，你能看到胸骨后分叶状阴影，正如本例所显示的那样。多数情况下，这种阴影在更加偏上的水平显示，而不像本例所示位置较低。

　　胸骨后分叶状阴影也见于内乳血管扩张的患者。例如，主动脉缩窄伴随内乳动脉侧支扩张及 SVC 阻塞伴随内乳静脉侧支扩张。前者出现主动脉缩窄的特征性表现和肋骨切迹的证据，而后者常见右侧气管旁区域巨大肿块。

注　释

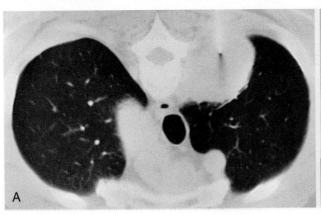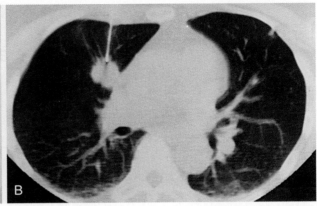

1. 图中为经胸针吸活检（transthoracic needle biopsy，TTNB）操作的两位不同患者的 CT 图像。哪个患者在此操作过程中产生气胸的可能性最小？为什么？

2. TTNB 对恶性结节的敏感度是多少？

3. 说出至少 3 种 TTNB 的并发症。

4. 如何提高 TTNB 用于诊断良性病灶的阳性率？

检，其目的是提供足够多的组织以对淋巴瘤进行分型。

CT 引导的经胸针吸活检操作

1. 第一幅图中的患者，因为针没有穿过充气的肺。
2. 超过 90％。
3. 气胸（20％～30％）；胸腔插管（5％～15％）；咯血（1％～10％）；活组织检查途径播散和空气栓塞。
4. 使用切割芯针活组织检查提供组织学标本。

注　释

参考文献

Boiselle PM, Shepard JA, Mark EJ, et al: Routine addition of an automated biopsy device to fine-needle aspiration of the lung: a prospective assessment. *AJR Am J Roentgenol* 169:661-666, 1997.

相关参考文献

Thoracic Radiology: THE REQUISITES, 2nd ed, pp 400-406.

点　评

　　CT 影像显示两位不同患者的 TTNB 操作。第一幅图中的周围型肿块不要求活检针穿过充气的肺。这种病灶穿刺活检的气胸发生率非常低。

　　关于 TTNB 操作的计划，应该首先获得活检术前的 CT 扫描图像。应该选择最短的、垂直的穿刺路径，并且穿刺路径应避开叶间裂、肺血管、肺大疱及严重的肺气肿区域。

　　TTNB 是获得肺结节和肿块活检标本的一种相对较安全和精确的手段。对恶性结节的敏感度大于90％，而区别肺癌各种细胞类型的准确度约为 80％。细针抽吸 TTNB 诊断良性病灶的主要局限性是相对低的敏感度（10％～40％）。然而，这种效能能通过使用芯针活组织检查装置明显改善。这种装置提供的组织学标本可提高良性病灶，如肉芽肿、错构瘤及机化性肺炎的诊断准确性。

　　重要的是我们要记住恶性病灶活检阴性没有诊断价值，除非给出一个特异的良性诊断。实际上，约30％的非特异的阴性活组织检查结果最终证明为恶性肿瘤。因此，当你得到非特异的阴性活组织检查结果时，应该考虑使用芯针活组织检查装置重复活检。芯针活组织检查装置也推荐用于可疑淋巴瘤病灶的活

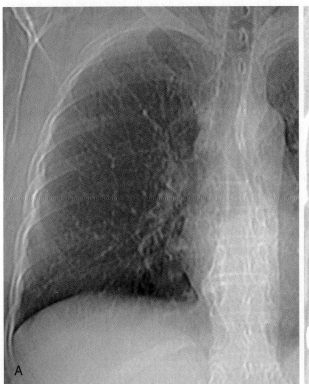

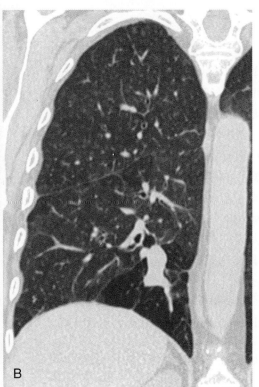

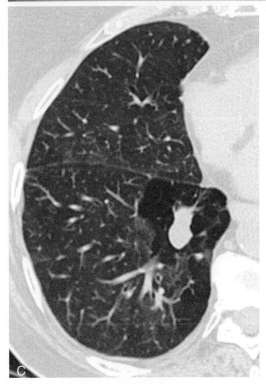

1. 说出与黏液嵌塞和黏液囊肿形成有关的 4 种病因。

2. 说出 6 种支气管先天性变异。

3. 哪种解剖结构可使气体在肺内侧向通气？

4. 说出 4 种可能形成影像学上管状阴影的病因。

支气管闭锁

1. 变应性支气管肺曲霉病（allergic bronchopulmo-nary aspergillosis，ABPA），支气管内肿瘤引起的阻塞，先天性支气管闭锁（congenital bronchial atresia，CBA），囊性纤维化。
2. 支气管（肺）异构综合征，支气管闭锁，先天性枝气管扩张症［例如囊性纤维化、威廉姆斯-坎贝尔综合征（先天性软骨缺损性支气管扩张综合征）］，额外支气管，气管性支气管（气管性支气管分为额外多支型和移位型——猪支气管），肺底心段支气管。
3. Kohn 肺泡间孔和 Lambert 管。
4. 动静脉畸形，部分肺静脉异位回流（partial a-nomalous pulmonary venous return，PAPVR），肺血管曲张，黏液嵌塞。

参考文献

Kinsella D, Sissons G, Williams MP: The radiological imaging of bronchial atresia. *Br J Radiol* 65:681-685, 1992.

相关参考文献

Thoracic Radiology: THE REQUISITES, 2nd ed, pp 60-63.

点 评

　　CBA 是一种以局灶性肺段、肺亚段或肺叶支气管闭锁为特征的少见良性病变。

　　闭锁段远端的支气管正常且形成黏液，但由于闭锁段支气管近端引流受阻，导致闭锁段支气管远端内黏液积聚，最终形成黏液嵌塞和黏液囊肿。一个重要的相关特征是肺内侧向通气导致的病灶远端肺实质过度膨胀。CBA 在胸部 X 线片上表现为圆形、椭圆形或分枝状结构，同时伴病灶远端过度膨胀，但胸部 X 线片上这些表现可被忽略。尽管 CBA 影像上具有特征性的表现，但仍然会被误诊为动静脉畸形。由于大多数 CBA 病例不需要外科手术切除，因此认识它的特征性的影像表现，对于患者的保守治疗非常重要。

　　CBA 的鉴别诊断包括其他原因引起的支气管黏液嵌塞，包括 ABPA、良性和恶性支气管内肿瘤（类癌、肺癌）、与以往肺炎有关的囊状支气管扩张症和结核性支气管狭窄。

注 释

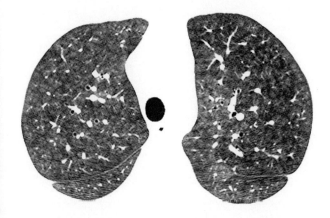

1. 说出 3 种在 CT 上表现为小叶中心性磨玻璃样结节的疾病名称。
2. 哪些解剖结构位于次级肺小叶中心?
3. 说出 7 种与吸烟有关的疾病。
4. 哪种类型的免疫反应与过敏性肺炎有关?

过敏性肺炎

1. 亚急性过敏性肺炎（hypersensitivity pneumonitis，HP）、呼吸性细支气管炎、呼吸性细支气管炎-间质性肺病（respiratory bronchiolitis interstitial lung disease RB-ILD）、卡氏肺孢子菌肺炎（PCP）、肺朗格汉斯细胞组织细胞增生症。
2. 小叶细支气管、小叶肺动脉和与之相邻的支气管血管周围淋巴管。
3. 肺气肿、肺癌、呼吸性细支气管炎、呼吸性细支气管炎-间质性肺病（RB-ILD）、脱屑性间质性肺炎（desquamative interstitial pneumonia，DIP）、肺朗格汉斯细胞组织细胞增生症（PLCH）、慢性支气管炎。
4. Ⅳ型。

参考文献

Kim KI, Kim CW, Lee MK, et al: Imaging of occupational lung disease. *Radiographics* 21:1371-1391, 2001.

相关参考文献

Thoracic Radiology: THE REQUISITES, 2nd ed, pp 230-233.

点 评

CT/HRCT 图像上出现小叶中心性磨玻璃样结节，提示亚急性过敏性肺炎的诊断。患者临床上典型表现为呼吸困难和慢性咳嗽，其临床表现与其他间质性肺病患者表现相仿。放射科医生经常是提出过敏性肺炎可能性的首位健康团队成员，然后临床医生可询问患者的环境和职业暴露史以寻求致病抗原。小叶中心性磨玻璃样结节的鉴别诊断包括：呼吸性细支气管炎（吸烟者多见的一种疾病）和在一些临床环境下出现的不典型感染，包括卡氏肺孢子菌肺炎（PCP）。亚急性过敏性肺炎中的小叶中心性结节可以是实性（软组织）和（或）磨玻璃密度影，也可伴斑片状磨玻璃密度影。病灶以上肺分布为主，在呼气相 CT 上可见空气捕捉。亚急性过敏性肺炎的治疗包括使患者脱离抗原。慢性亚急性过敏性肺炎需应用皮质类固醇治疗。

注 释

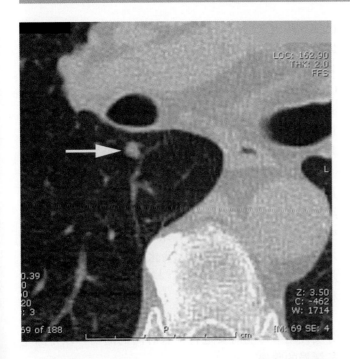

1. 按照 Fleischner 协会指南，一位每年吸烟 30 包的 48 岁男性检测到这个 4mm 实性结节，被推荐的随访方案是什么？
2. 如果该结节为磨玻璃样结节，应如何随访？
3. 一个大于 20mm 的孤立性肺结节（SPN）为恶性的可能性有多大？
4. 按照 Fleischner 协会指南，如果一位已经患有恶性疾病的患者发现一个 20mm 的结节，该如何处理？

4mm 的孤立性肺结节

1. 12 个月后，进行 CT 随访。如果实性（软组织）密度无改变，无需进一步随访。
2. 非实性（磨玻璃样）或部分实性结节需要进一步随访，以排除生长缓慢的腺癌。
3. 50%。
4. Fleischner 协会指南不适用于已患恶性疾病的患者。

参考文献

MacMahon H, Austin JH, Gamsu G, et al: Guidelines for management of small pulmonary nodules on CT scans: a statement from the Fleischner Society. *Radiology* 237:395-400, 2005.

相关参考文献

Thoracic Radiology: THE REQUISITES, 2nd ed, pp 284-286.

点　评

孤立性肺结节可以是良性，也可为恶性。一个结节随着大小的增加，其恶性程度也增加。一个小于 3mm 的结节，其恶性可能性为 0.2%。对于 4～7mm 的结节，其恶性可能性增加到 0.9%。8～20mm 的结节，以及那些大于 20mm 的结节，其恶性可能性分别为 18% 和 50%。

在年龄大于 50 岁的所有吸烟者中，有超过 50% 的人可在 CT 检查时发现至少一个肺结节。吸烟者与不吸烟者相比，其形成致死性肺癌的风险增加，且患肺癌的风险与吸烟的时间和程度呈正比地增加。一个孤立性肺结节的恶性可能性也随患者年龄的增加而增加。

Fleischner 协会在 2005 年公布了一套用于处理偶发孤立性肺结节的建议（详见参考文献）。这些指南仅适用于偶发肺结节的成人，也就是说，与已知的潜在疾病无关。指南也指出：如果有可能，在诊断时应参考以往的资料（CT 图像、胸部 X 线片），因为它们可以证明结节的稳定性和可疑结节的生长时间间隔。

按照 Fleischner 协会指南，随着结节大小的增加，被推荐的 CT 随访的频率增加。而且，这些患者被分为"低风险"［不吸烟或少量吸烟和（或）没有其他已知风险因素］或"高风险"（有吸烟史或其他已知风险因素）。对于低风险人群，建议如下：结节≤4mm，无需随访；结节为 4～6mm，12 个月后进行 CT 随访（如果没有改变，无需随访）；结节为 6～8mm，6～12 个月后进行 CT 随访，如果无变化，18～24 个月后随访；结节大于 8mm，第 3、9 和 24 个月后进行 CT 随访或者 PET 扫描或活检。

对于高风险人群，建议如下：结节≤4mm，12 个月后进行 CT 随访（如果无变化，无需进一步随访）；结节为 4～6mm，6～12 个月后进行 CT 随访，如果无变化，18～24 个月后随访；结节为 6～8mm，3～6 个月后进行 CT 随访，如果无变化，9～12 个月和 24 个月后随访；结节大于 8mm，与低风险患者处理方法相同。

指南也指出：非实性结节（磨玻璃样结节）或部分实性结节可能需要进行更长时间的随访，以排除生长缓慢的腺癌。

注　释

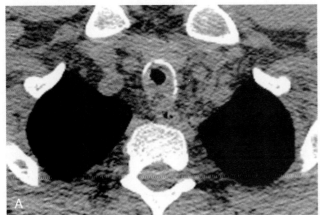

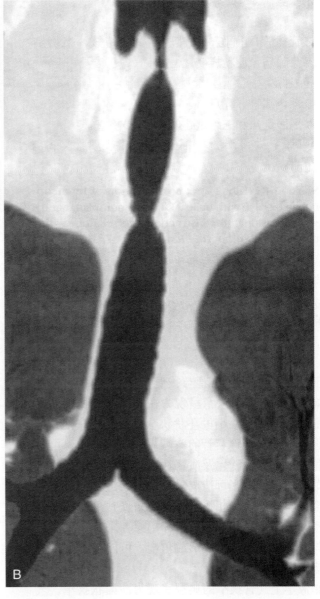

1. 说出至少 4 种引起气管狭窄的病因。
2. 插管后气管狭窄通常是局限性的还是弥漫性的?
3. 中央气道阻塞可出现哪些症状?
4. 检测气管狭窄最好的影像检查方法是哪一种?

气管狭窄

1. 气管插管后损伤，恶性肿瘤，肺结核，韦格纳肉芽肿病，淀粉样变性。
2. 局限性。
3. 咳嗽，喘鸣，哮息。
4. 多平面重建和三维重建的 MDCT 检查。

参考文献

Lee KS, Yoon JH, Kim TK, et al: Evaluation of tracheo-bronchial disease with helical CT with multiplanar and three dimensional reconstruction: correlation with bronchoscopy. *Radiographics* 17:555-567, 1997.

相关参考文献

Thoracic Radiology: THE REQUISITES, 2nd ed, pp 290-299.

点　评

　　气管狭窄是气管插管与拔管最常见的晚期并发症。如图所示，气管狭窄呈现为在既往气管切开处出现特征性的局限性、小段环状狭窄。在吻合口处、气管插管口处以及气管套管的头端靠近气管壁处，可形成气管狭窄、气管软化及溃疡性气管食管瘘。气管内导管球囊的过度膨胀可造成气管壁的压迫性坏死。若气管插管与气管前壁相接触并形成角度，可造成气管壁的侵蚀和穿孔，甚至波及相邻的无名动脉；若气管插管与气管后壁相接触并形成角度，可能会导致气管食管瘘。

　　影像学上气管狭窄的典型表现为沙漏状狭窄。气管狭窄在胸部 X 线片上可被漏诊，胸部 X 线片检查阴性不能排除气管狭窄。多层 CT 应是最好的影像检查方式，如有可能，还应进行多平面重建和三维重建。

注　释

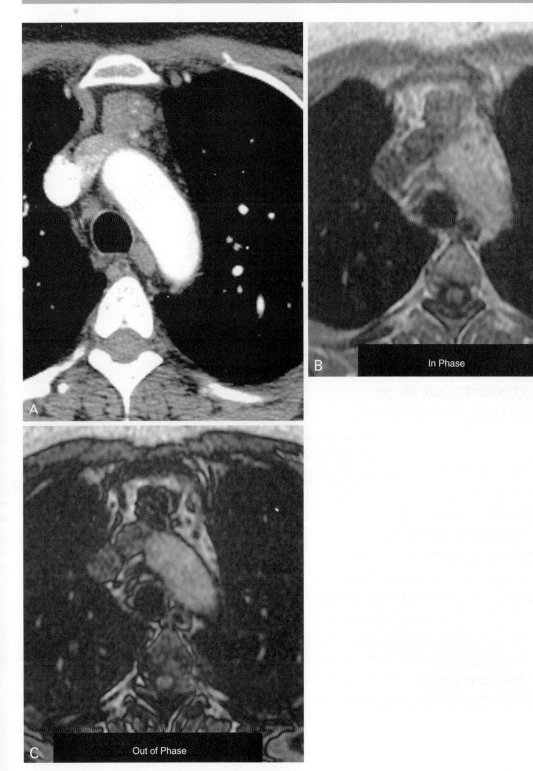

1. 描述 CT 轴位图像上胸腺的正常定位和形态。

2. 描述 CT 图像上正常胸腺的 CT 值范围对应的组织密度。

3. 说出至少 3 种胸腺增生的原因。

4. 哪种影像设备对于区分胸腺增生与胸腺肿瘤最有用?

胸腺增生

1. 双叶状、"箭头"状，位于前纵隔血管前间隙。
2. 软组织密度，软组织伴斑点状脂肪密度，脂肪密度。
3. 重症肌无力，化疗或类固醇治疗后反跳性胸腺增生，甲状腺功能亢进症（Graves 病），类风湿性关节炎，硬皮病，红细胞再生障碍性贫血。
4. 利用化学位移技术的 MRI。

参考文献

Inaoka T, Takahashi K, Mineta M, et al: Thymic hyperplasia and thymus gland tumors: differentiation with chemical shift MR imaging. *Radiology* 243:869-876, 2007.

相关参考文献

Thoracic Radiology: THE REQUISITES, 2nd ed, pp 348-349.

点　评

正常胸腺的大小随着年龄的增长而减小，同时伴脂肪浸润。CT 和（或）MRI 研究显示：年龄大于 40 岁的患者约 50％可见到此种情况。正常胸腺位于前纵隔血管前间隙内，CT 上呈双叶状、均匀一致的软组织密度。由于逐步消退和脂肪浸润，胸腺在形态上可表现为斑点状和分叶状。

胸腺增大可能是胸腺增生或胸腺上皮性肿瘤。真性胸腺增生时，在保留其正常总的结构和组织学表现的同时，胸腺的大小和重量增加。这种形式的增生，可能会在化疗、类固醇治疗后，或严重的全身性应激或损害的恢复过程中（"反跳性胸腺增生"）出现反弹。淋巴（滤泡型）增生是指以淋巴滤泡数量增加为特征的一种特殊疾病，通常不伴有胸腺增大。胸腺淋巴滤泡型增生最常伴随重症肌无力，但也伴随自身免疫性疾病和全身性疾病，包括甲状腺功能亢进症（Graves 病）、肢端肥大症、系统性红斑狼疮、硬皮病、类风湿性关节炎、肝硬化。

化学位移 MRI 是一种最近开发的技术，可能有助于鉴别胸腺增生与胸腺瘤，以及其他胸腺上皮性肿瘤。在该技术中，比较同相和反相梯度回波图像，在反相图像上显示正常胸腺与胸腺增生的信号均一性减低，这是由于弥漫性脂肪浸润，正如本例所示。相反，胸腺上皮性肿瘤通常不表现出这种形式。

注　释

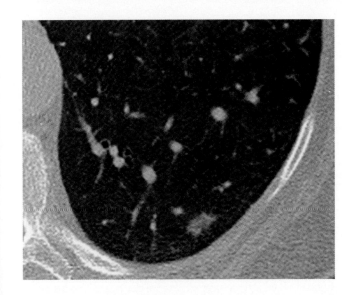

1. 哪种孤立性肺结节最可能是恶性的：实性结节、磨玻璃样结节、半实性或混合密度结节（磨玻璃样和实性成分)?

2. 影像上的晕征（实性结节伴周围磨玻璃影）见于哪些疾病？

3. 侵袭性曲霉病最常发生于哪种患者？

4. 细支气管肺泡癌（bronchioloalveolar carcinoma，BAC）是哪一种肺癌细胞类型的亚型？

病例 106

混合密度孤立性肺结节

1. 混合密度的半实性结节。
2. 细支气管肺泡癌（BAC），侵袭性曲霉病，念珠菌病，巨细胞病毒感染。
3. 严重中性粒细胞减少的患者。
4. 腺癌。

参考文献

Müller NL, Silva CIS: Nodules and masses. In: Silva CIS, Müller NL, Eds. *Imaging of the Chest*. Philadelphia: Saunders, 2008, pp 136-157.

相关参考文献

Thoracic Radiology: THE REQUISITES, 2nd ed, pp 284-286.

点 评

薄层 CT 上，一个恶性 SPN 可以呈软组织或磨玻璃密度，也可是磨玻璃与实性密度成分的组合（例如半实性或混合密度）。在这些类型中，混合密度（半实性）孤立性结节最有可能为恶性，软组织结节最有可能为良性。

伴有病灶周围磨玻璃样晕征的混合性结节也是侵袭性曲霉病和念珠菌病的影像表现，常见于严重中性粒细胞减少的患者和巨细胞病毒感染者，以及器官移植后 1 个月或更长时间的随访患者之中。

除了 CT 密度上的差异外，恶性孤立性肺结节在病灶的边缘特征上也存在差异，可表现为毛刺状、边缘不整或边缘清晰。

注 释

挑 战 篇

股法篇

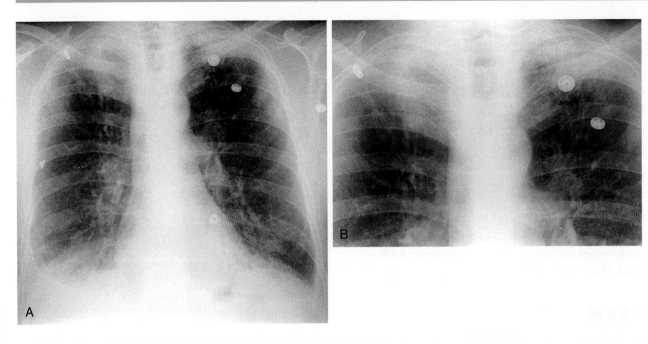

1. 说出至少 3 种以实变肺外周分布为典型表现的疾病的名称。
2. 哪种疾病与反相肺水肿类型最密切相关?
3. 这种疾病如何治疗?
4. 多大比例的慢性嗜酸细胞性肺炎患者有哮喘史?

慢性嗜酸细胞性肺炎

1. 吕弗勒综合征，慢性嗜酸细胞性肺炎，隐源性机化性肺炎，肺梗死，血管炎。
2. 慢性嗜酸细胞性肺炎。
3. 类固醇治疗。
4. 大约 50%。

参考文献

Jeong YJ, Kim K, Seo IJ, et al: Eosinophilic lung diseases: a clinical, radiologic, and pathologic overview. *Radiographics* 27:617-637, 2007.

相关参考文献

Thoracic Radiology: THE REQUISITES, 2nd ed, pp 228-229.

点 评

本例患者胸部 X 线片显示双肺多灶性实变，以上肺周围分布为主（在锥形影像的第二幅图像上显示最佳）。这是慢性嗜酸细胞性肺炎的典型分布形式。

患者典型表现为呼吸困难、发热、寒战、出汗和体重减轻。临床症状通常先于诊断平均约 8 个月出现。女性感染者通常多于男性，大约一半的患者有哮喘史。在大多数患者中嗜酸性粒细胞为轻度至中度增多。

典型的影像表现为以肺尖和腋侧分布的周围实变。肺底较少受累。在第一幅图中，也可见右侧基底部实变。在一些患者中，阴影可在同一部位消散及复发。当周围实变围绕肺野时，此种类型可称为反相肺水肿。胸腔积液（本病例中可见）少见（少于 10% 病例）。

患者对类固醇治疗敏感，临床症状通常在几个小时内即可改善，而影像学特征消失则需要数天。

注 释

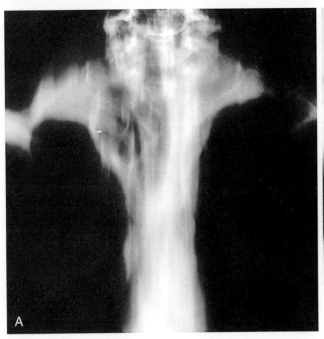

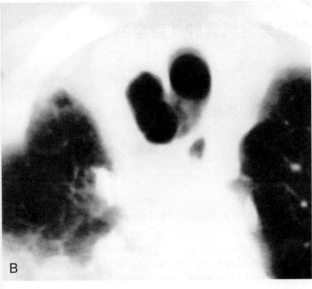

1. 说出与此囊肿交通的结构。
2. 这是该疾病的常见发病部位吗?
3. 怎样区分这个结构与肺顶疝?
4. 这是该疾病典型的发病部位吗?

右侧气管旁含气囊肿（憩室）

1. 气管。
2. 是的。
3. 只有肺顶疝是与肺相连的，并且显示肺结构特征。
4. 是的。

参考文献

Buterbaugh JE, Erly WK: Paratracheal air cysts: a common finding on routine CT examinations of the cervical spine and neck that may mimic pneumomediastinum in patients with traumatic injuries. *AJNR Am J Neuroradiol* 29:1218-1221, 2008.

相关参考文献

无。

点 评

第一幅断层图像显示在毗邻右肺顶的右气管旁区一边缘清晰、分隔囊状结构。鉴别诊断包括右侧气管旁含气囊肿、肺尖部肺大疱和肺顶疝。第二幅 CT 图像显示：囊状结构位于纵隔，与气管侧后壁直接相交通，囊腔内未见肺结构特征。右侧气管旁一较大含气囊肿的影像特征很典型，这表示气管憩室性气管疾病。

这样的憩室最常见于胸廓入口水平的气管右侧后壁，并且其大小可从几毫米到几厘米不等。尽管曾被认为相对少见，随着现代多层 CT 的广泛使用，小的憩室不断出现。已报道：约 4％儿童及成人行颈部 CT 扫描至胸廓入口水平时可见憩室。在对创伤患者检查时，一个小的憩室有可能与纵隔积气相似，但根据其特征性的定位和表现可做出正确的诊断。

已报道，后天性气管憩室可能是与慢性呼吸疾病，如肺气肿产生的反复阵发性的咳嗽有关的气管内压力升高而造成的反应。然而，许多憩室被认为是先天性的，偶尔可在儿童和成人检查时发现。尽管憩室患者一般无症状，但也可较少地出现拖延的阵发性咳嗽、咯血、胸痛等临床症状。有症状的病灶应施行手术治疗，但无症状的气管憩室无需干预。

注 释

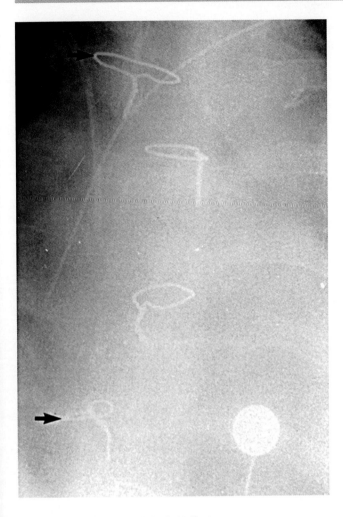

1. 本例出现的术后并发症是什么?
2. 这是一种严重的并发症吗?
3. 本并发症该如何治疗?
4. 有这种并发症的患者在术后胸部 X 线片上以哪种胸骨缝合线异常最为常见?

正中胸骨切开术后的胸骨裂开

1. 胸骨裂开。
2. 是的。
3. 再次手术使胸骨吻合。
4. 胸骨缝合线移位。

参考文献

Boiselle PM, Mansilla AV, Fisher MS, McLoud TC: Wandering wires: frequency of sternal wire abnormalities in patients with sternal dehiscence. *AJR Am J Roentgenol* 173:777-780, 1999.

相关参考文献

无。

点 评

　　正中胸骨切开术后，胸骨缝合线典型地保持沿胸骨中线竖行排列。锥形胸部X线片显示胸骨缝合线呈杂乱排列，第一和第四缝合线移位到中线右侧（箭头所示）。胸骨缝合线的移位对于胸骨裂开是很敏感且非常有针对性的征象。此征象不常见，但是为正中胸骨切开术后的严重并发症。

　　尽管胸骨裂开在体格检查时可以检出，但是在某些情况下，临床上可隐匿。胸骨缝合线异常，如非常显著的移位，见于有此种疾病的大多数患者中；非常重要的是，在一些病例中，这样的异常可以先于临床诊断而出现。因此，在回顾正中胸骨切开术后患者的胸部X线片时，你应当认真地评价胸骨缝合线。发现间隔位移或一根或多根线的旋转（与术后第一张胸部X线片相比），应当立即进行裂开征象的临床评估。

　　胸骨裂开患者胸骨缝合线位移的高发生率与这种并发症形成的机制非常吻合。已提出胸骨分离是由于胸骨缝合过程中的经胸骨拉拽导致胸骨缝合线裂开，而不是外力破坏的结果。胸骨分离后，一些缝合线将向胸骨右侧移位，其余部分移至胸骨左侧。术语游离线在放射学上被用来描述胸骨裂开患者胸骨缝合线的特征性改变。

注 释

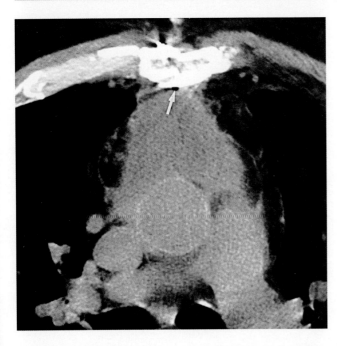

1. 在这个正中胸骨切开术后 18 天患脓血症的患者，出现纵隔积液最可能的原因是什么？

2. 在术后，CT 表现为局灶性胸骨后液体积聚和纵隔气肿对纵隔炎的诊断极其敏感吗？

3. 在术后早期，这些表现具有高度特异性吗？

4. 在术后什么时间点，此种表现的特异性增加得非常显著？

术后纵隔炎

1. 纵隔炎。
2. 是的。
3. 不是。
4. 14 天后。

参考文献

Jolles H, Henry DA, Robertson JF, et al: Mediastinitis following median sternotomy: CT findings. *Radiology* 201:463-466, 1996.

相关参考文献

Thoracic Radiology: THE REQUISITES, 2nd ed, pp 370-371.

点 评

纵隔炎是正中胸骨切开术后相对少见但很严重的并发症。纵隔炎是指纵隔的炎症和感染，而且是比局限于胸壁胸骨旁软组织结构内的表面感染更严重的并发症。

CT 诊断纵隔炎主要是根据纵隔内出现液体和气体的积聚。在术后早期的一些患者中也可见这样的表现，而不是纵隔炎，了解这一点非常重要。

在 Jolles 和他的同事进行的关于术后纵隔炎的一项研究中，CT 图像上局限性纵隔积液和纵隔气肿（箭头所示）对于纵隔炎的诊断十分敏感（100%）。在外科手术后最初的 14 天随访中，这些表现的特异性较低（33%），但在术后 14 天其特异性明显增加（100%）。因此，对怀疑术后纵隔炎的患者进行 CT 评价时，必须结合手术后时间间隔与 CT 表现来进行诊断。

尽管这些数据显示 CT 在术后晚期对于纵隔炎的诊断十分有帮助，但是对于术后早期的患者，CT 对诊断也起重要作用。例如，纵隔 CT 扫描阴性时，可以直接关注其他部位可能存在的感染。而且，局限性胸骨后积液的确定对临床上高度怀疑纵隔炎的患者有助于引导其抽吸过程。

注 释

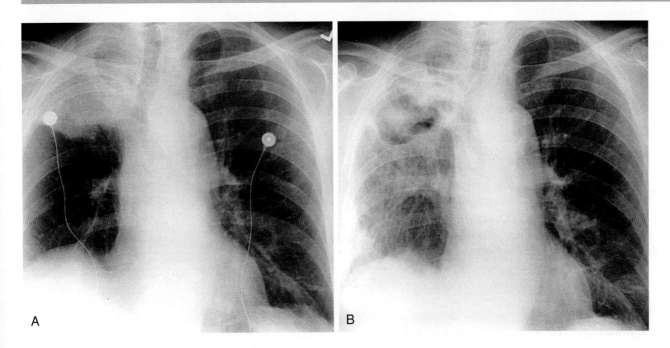

1. 因肺癌而行右肺上叶切除术后 1 周随访的系列胸部 X 线片表现的最可能原因是什么?

2. 哪种病原体最易引起医院性肺炎?

3. 什么术语用来描述伴空洞内悬垂肺的空洞型肺炎?

4. 哪种病原体最易引起此种疾病?

继发于肺炎克雷伯菌感染的肺坏疽

1. 肺炎。
2. 革兰阴性菌。
3. 肺坏疽。
4. 克雷伯菌属。

参考文献

Tzeng DZ, Markman M, Hardin K: Necrotizing pneumonia and pulmonary gangrene: difficulty in diagnosis, evaluation and treatment. *Clin Pulm Med* 14:166-170, 2007.

相关参考文献

Thoracic Radiology: THE REQUISITES, 2nd ed, p 84.

点　评

医院性肺炎最常因革兰阴性菌引起。住院患者包括使用呼吸机的患者、静脉内留置导管和使用其他形式辅助设备的患者，面临患医院性肺炎的高风险。

肺炎，特别是由致病力强的病原体引起的肺炎，可合并肺坏死和空洞。通常引起空洞的细菌包括金黄色葡萄球菌、革兰阴性菌、厌氧菌和结核分枝杆菌。当广泛坏死时，在严重炎症感染区内可能形成动脉炎和血管栓塞，故导致缺血性坏死和部分肺坏死。这个过程可造成空洞内悬垂肺（第二幅图所示），这被称为肺坏疽。不应当将这种疾病与因腐生型曲霉菌感染而呈现"球在空洞中"的表现相混淆。曲霉肿形成于一个长期预先存在的空洞内。相反，在肺坏疽中空洞和空洞内悬垂肺可迅速在急性实变的肺组织内形成。

尽管肺坏疽最常与克雷伯菌属有关，但它不仅针对这种病原体。这种疾病与各种其他病原体感染有关，包括肺炎链球菌、结核分枝杆菌和毛霉等感染。

注　释

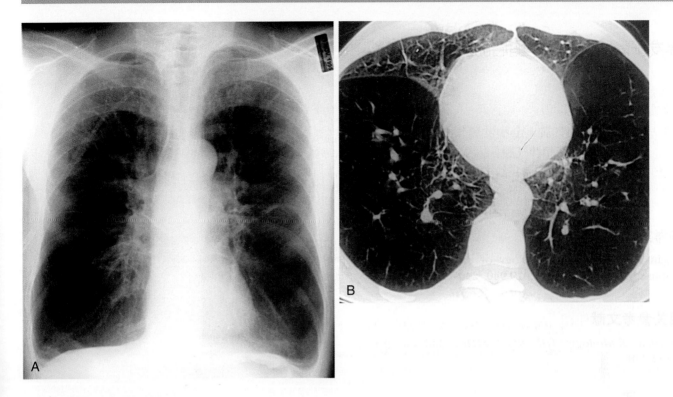

1. 此患者的肺气肿分布如何?

2. 这种分布是与吸烟有关的肺气肿的典型分布吗?

3. 说出肺气肿的 4 种基本类型。

4. 说出以肺基底部分布为主的全小叶肺气肿的至少一种原因。

继发于静脉注射哌甲酯后的全小叶肺气肿

1. 下肺叶为主。
2. 不是。
3. 小叶中央型肺气肿、全小叶肺气肿、间隔旁型肺气肿和瘢痕旁型肺气肿。
4. α_1-抗胰蛋白酶（AAT）缺乏症和静脉注射哌甲酯（利他林）。

参考文献

Hagan IG, Burney K: Radiology of recreational drug abuse. *Radiographics* 27:919-940, 2007.

相关参考文献

Thoracic Radiology: THE REQUISITES, 2nd ed, pp 242-248.

点　评

肺气肿是指终末细支气管远端气腔的永久性异常扩大，伴随无明显纤维化的气道壁破坏。

放射学表现为与下肺叶内肺血管减少有关的肺过度膨胀。高分辨CT（HRCT）影像显示下肺叶分布的广泛的异常缺乏血管的低密度区。全小叶肺气肿的CT表现典型，这被描述为"弥漫性肺结构的简化"。全小叶肺气肿几乎总是以下肺叶分布为主。相反，小叶中央型肺气肿通常是以上肺叶分布为主。

α_1-抗胰蛋白酶（AAT）缺乏症是以下肺叶分布为主的全小叶肺气肿的最常见原因。静脉注射哌甲酯滥用者可形成基底部分布的全小叶肺气肿，这在影像上与 α_1-抗胰蛋白酶（AAT）缺乏症形成的肺气肿无法区分。这种患者形成肺气肿的病因还不清楚。静脉注射利他能史、正常的 α_1-抗胰蛋白酶（AAT）水平和显微镜下滑石肉芽肿的病理学证据相结合可与 α_1-抗胰蛋白酶（AAT）缺乏形成的全小叶肺气肿相区别。

有意思的是，上叶分布的体积较大的肺大疱已经被报道见于经常吸食大麻的患者中。其机制被认为由伴随胸膜腔压力改变的大麻对肺组织的直接毒性和与吸食大麻有关的高吸入压力相关的气道气压性损伤两方面原因所致。

注　释

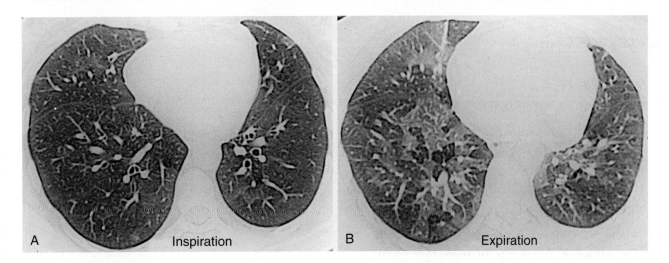

1. 一位骨髓移植后的患者，出现如此呼气及吸气 HRCT 表现的最可能原因是什么？
2. 说出与闭塞性细支气管炎有关的 3 种 CT 表现。
3. 闭塞性细支气管炎是细支气管炎的缩窄型还是增生型？
4. 说出与闭塞性细支气管炎有关的至少 4 种疾病或病变。

闭塞性细支气管炎

1. 闭塞性细支气管炎。
2. 马赛克灌注、支气管扩张和空气捕捉。
3. 缩窄型。
4. 骨髓移植、病毒感染、毒气吸入、风湿性关节炎、肺移植和炎性肠病。

参考文献

Silva CI, Müller NL: Obliterative bronchiolitis. In: Boiselle PM, Lynch DA, Eds. *CT of the Airways.* Totowa NJ, Humana, 2008, pp 293-323.

相关参考文献

Thoracic Radiology: THE REQUISITES, 2nd ed, pp 321-325.

点　评

在第一幅图中吸气 HRCT 图像显示伴随所在低密度区内肺血管口径与数量的轻微减小的肺野密度轻微改变。这种表现被称作肺野马赛克灌注，它可出现在小气道疾病和肺血管异常（例如慢性肺栓塞）的患者中。在第二幅图的呼气相 HRCT 显示可区分小气道疾病与肺血管疾病的广泛空气捕捉。

肺野马赛克灌注伴呼气相空气捕捉是闭塞性细支气管炎的标志。闭塞性细支气管炎在组织学上是以细支气管向心性狭窄和黏膜下及细支气管周围纤维化为特征的。患者典型表现为呼吸困难。肺功能试验提示进行性、不可逆的气流阻塞模式。

各种原因（包括骨髓移植）与闭塞性细支气管炎有关。大约 10% 的骨髓移植患者可形成闭塞性细支气管炎。在这些患者中，这种情况被认为与慢性移植物抗宿主反应有关，并且发生这种情况的患者具有较高的死亡率。

其他与闭塞性细支气管炎有关的疾病，包括儿童呼吸道感染、肺移植和心肺移植后的慢性排斥反应、吸入有毒气体、摄入毒素、结缔组织疾病、药物、炎性肠病和各种各样其他情况。

注　释

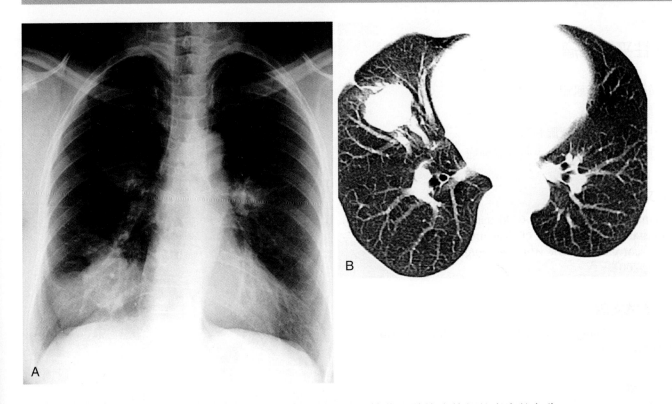

1. 说出先前因子宫肌瘤而行子宫切除术的患者以多发性肺结节和肿块为特征的疾病的名称。

2. 与这种疾病有关的肺部病变的典型时间进程是怎样的?

3. 说出至少一种以极其缓慢生长的肺部转移瘤为特征的其他肿瘤。

4. 说出与快速生长肺部转移瘤有关的至少 2 种肿瘤。

转移性平滑肌瘤

1. 转移性平滑肌瘤。
2. 缓慢。
3. 甲状腺癌，唾液腺肿瘤。
4. 肉瘤，黑色素瘤，生殖细胞肿瘤。

参考文献

Abrahamson S, Gilkeson RC, Goldstein JD, et al: Benign metastasizing leiomyoma: clinical, imaging, and pathologic correlation. *AJR Am J Roentgenol* 176:1409-1413, 2001.

相关参考文献

Thoracic Radiology: THE REQUISITES, 2nd ed, pp 278-282.

点　评

　　肺部转移瘤是肺内多发性结节和肿块的一个重要原因。这样的结节和肿块通常是以肺野周边和基底部分布为主。

　　平滑肌瘤是肺部转移瘤的一种少见原因。其他较少见的可能转移部位包括淋巴结、腹膜和腹膜后结构。这些病变的生物学行为从良性病变到低度肉瘤不断变化。因此，术语转移性平滑肌瘤比"良性转移性平滑肌瘤"更常用。

　　在女性，这些病变可以来自子宫肌瘤呈极其缓慢生长的转移瘤。患者往往有因子宫肌瘤而行子宫切除术的病史。肺部病变通常对激素治疗很敏感。

注　释

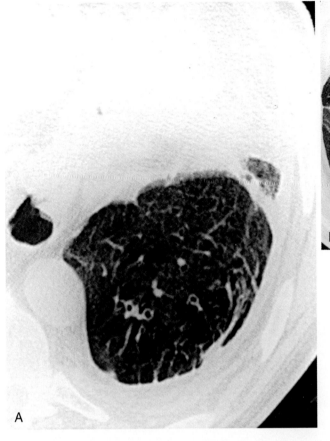
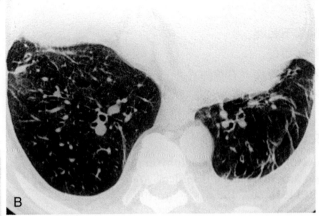

1. 用来描述第一幅图中平行于胸膜表面的弧形线状影的术语是什么？

2. 用来描述第二幅图中与胸膜表面相垂直的长线状影的术语是什么？

3. 这些表现与哪种慢性浸润性肺疾病最相关？

4. 上述两个征象是这个疾病过程特有的吗？

石棉沉着病

1. 胸膜下弧线。
2. 肺实质带。
3. 石棉沉着病（石棉肺）。
4. 不是。

参考文献

Staples CA: Computed tomography in the evaluation of benign asbestos-related disorders. *Radiol Clin North Am* 30:1191-1207, 1992.

相关参考文献

Thoracic Radiology: THE REQUISITES, 2nd ed, pp 209-213.

点　评

　　石棉沉着病（石棉肺）是指发生在石棉工人中的肺纤维化。它通常发生在长期暴露在高浓度的石棉环境中的个体。患者典型表现为干咳和呼吸困难。肺功能试验提示进行性肺活量和弥散量下降。

　　在胸部 X 线片上，你可以观察到下肺野分布的肺实质内线状影或网格影，这些改变可进展成蜂窝肺。确定胸膜斑或胸膜增厚支持石棉沉着病的诊断（如图中所示的胸膜增厚）。然而，胸膜异常也可以不出现。胸部 X 线片正常不能排除石棉沉着病的诊断，认识这一点很重要。

　　CT，特别是 HRCT，在检测、量化和显示石棉沉着病特征方面优于胸部 X 线片。HRCT 表现包括：①胸膜下弧线；②间隔线增厚（最常见表现）；③胸膜下坠积高密度影；④肺实质带；⑤蜂窝肺。在胸部 X 线片表现正常的石棉暴露者中，这些 HRCT 表现可提示石棉沉着病的诊断。然而，这些表现不仅针对石棉沉着病。

注　释

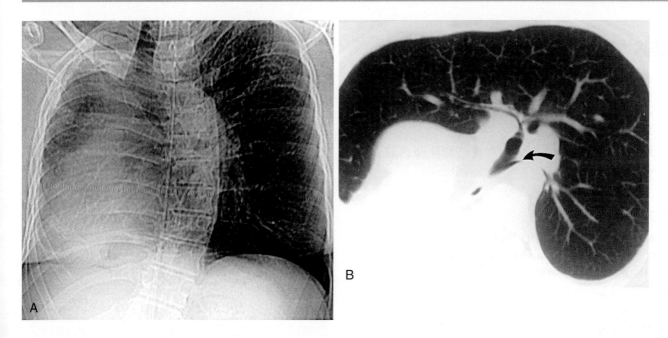

1. 在既往右肺切除术的患者中，如何解释右侧胸腔出现含气肺组织？

2. 这个患者正经历呼吸困难，是何原因？

3. 肺切除术后综合征多见于右肺还是左肺切除的患者？

4. 此种综合征如何治疗？

肺切除术后综合征

1. 左肺上叶疝入右侧胸腔。
2. 左肺下叶支气管受血管结构的压迫。
3. 右侧多见。
4. 纵隔结构的外科重新定位和在已切除肺内放置盐水假体。

参考文献

Shen KR, Wain JC, Wright DC, et al: Postpneumonectomy syndrome: surgical management and long-term results. *J Thorac Cardiovasc Surg* 135:1210-1216, 2008.

相关参考文献

无。

点　评

　　肺切除术后综合征是少见的、术后早期出现的迟发并发症。右肺切除术后发生者多于左肺切除术后发生者。患者经常出现呼吸困难和余肺反复感染。

　　此综合征继发于纵隔明显移位、心脏及大血管的旋转和余肺疝入对侧胸腔。伴随这些结构的重新排列，气道（第二幅图箭头所示）可被胸椎、胸降主动脉和动脉韧带以及肺动脉所压迫。

　　CT 在描述这些表现和气道阻塞的原因方面起着重要作用。吸气和呼气 CT 也可评估气管支气管软化症这一术前重要表现的有无。迅速诊断和治疗是很重要的，因为在阻塞气道内的软骨软化之前进行外科手术治疗疗效良好。

注　释

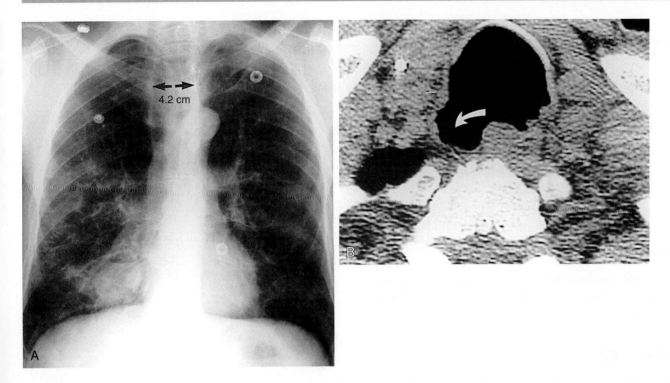

1. 什么是莫-昆二氏综合征?
2. 气管肥大症的放射学定义是什么?
3. 在第二幅图中弯箭头代表什么?
4. 这是这种表现的常见部位吗?

伴气管憩室的莫-昆二氏综合征

1. 莫-昆二氏综合征是以先天性气管支气管肥大症伴呼吸道感染反复发作为特征的一种疾病。
2. 标准的正位立位胸部 X 线片上，在主动脉弓上 2cm 处测量，男性冠状面气管测量直径大于 25mm，女性冠状面气管测量直径大于 21mm。
3. 气管憩室。
4. 是的。

参考文献

Boiselle PM: Tracheal abnormalities: tracheomegaly. In: Müller NL, Silva CI, Eds. *Imaging of the Chest*. Philadelphia, Saunders, 2008, pp 1014-1017.

相关参考文献

Thoracic Radiology: THE REQUISITES, 2nd ed, pp 59, 61, 299-300.

点　评

　　莫-昆二氏综合征，也称为先天性气管支气管肥大症，是以弹性纤维的萎缩或缺失以及气管和主支气管肌黏膜变薄为病理特征的一种综合征。这会导致吸气时松弛的气道异常扩大，而呼气时气道过度塌陷。无效咳嗽机制和黏膜外囊内的分泌物的潴留使患者出现反复阵发的呼吸道感染。肺部并发症包括支气管扩张症、肺气肿和肺纤维化。在第一幅图中，注意气管肥大（冠状面直径 4.2cm）、囊状支气管扩张症和肺气肿。

　　第二幅图显示扩大的气管和宽口的气管憩室（弯箭头所示）。在患莫-昆二氏综合征的患者中，气管后侧壁是憩室的最常见部位。这个部位为气管后膜部和前软骨部的交界处。少数莫-昆二氏综合征患者显示广泛气管和支气管憩室。

　　其他与原发性气管肥大有关的疾病包括埃勒斯-当洛斯综合征、马方综合征、皮肤松弛症。继发性气管肥大可形成于继发于慢性咳嗽和反复感染的长期持续肺纤维化患者中。

注　释

　　莫-昆二氏综合征：先天性疾病，筛窦炎与支气管扩张症联合存在。

　　埃勒斯-当洛斯综合征：是一种胶原疾病，以关节活动过度、皮肤过于松弛以及普遍的组织脆性增加为特征。

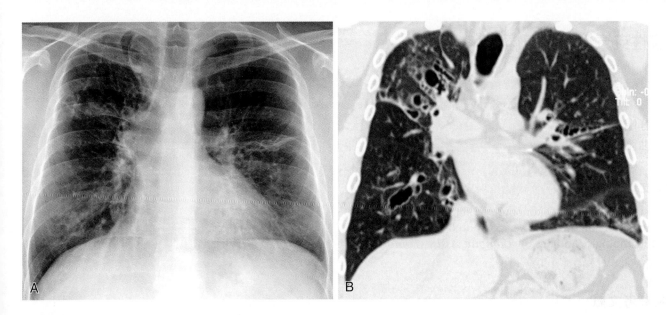

1. 中央型支气管扩张症的最主要原因是什么?
2. 与变应性支气管肺曲菌病有关的其他影像表现有哪些?
3. 哪种患者易患本病?
4. 本例支气管扩张症以哪种类型为主（圆柱状、曲张型或囊状）?

变应性支气管肺曲菌病

1. 变应性支气管肺曲菌病。
2. 黏液嵌塞，反复发作肺不张，斑片状实变。
3. 哮喘患者。
4. 曲张型。

参考文献

Franquet T, Müller NL, Oikonomou A, Flint JD: *Aspergillus* infection of the airways: computed tomography and pathologic findings. *J Comput Assist Tomogr* 28:10-16, 2004.

相关参考文献

Thoracic Radiology: THE REQUISITES, 2nd ed, pp 114, 250, 251, 314, 321, 322.

点 评

变应性支气管肺曲菌病（allergic bronchopulmonary aspergillosis，ABPA）是一种过敏性患者吸入曲霉菌后机体发生的过敏反应。吸入的真菌在支气管内以非侵袭性方式生长并触发过敏反应。病变支气管扩张，其内充满含丰富嗜酸性粒细胞和真菌碎片的黏液。

患者通常有哮喘史。表现的征象和症状包括发热、胸膜炎性胸痛、咳含有黏液栓的痰以及慢性咳嗽。影像表现包括中央支气管扩张，黏液嵌塞（指套征），肺不张，斑片状、局灶性游走性实变。

最特征性的影像表现为黏液栓。咳出黏液栓后，支气管扩张，充满气体的支气管可被确定，特别是在CT扫描时。中央支气管最常受累并呈典型的曲张型支气管扩张表现。

因为 ABPA 是一种过敏性疾病，故治疗需要激素。慢性病例可合并上叶瘢痕形成和支气管扩张症。

注 释

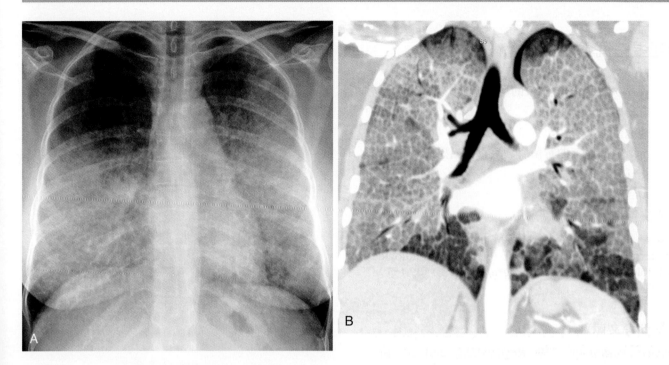

1. 什么 HRCT 表现与术语铺路石征有关？
2. 说出与铺路石征有关的典型疾病的名称。
3. 说出可能合并肺泡蛋白沉着症的 3 种肺部感染的名称。
4. 肺泡蛋白沉着症该如何处理？

肺泡蛋白沉着症

1. 斑片状或地图样分布的磨玻璃影伴小叶间隔光滑增厚。
2. 肺泡蛋白沉着症。
3. 与诺卡菌属、曲霉菌属和毛霉菌属感染有关。
4. 支气管肺泡灌洗。

参考文献

Rossi SE, Erasmus JJ, Volpacchio M, et al: "Crazy-paving" pattern at thin-section CT of the lungs: radiologic-pathologic overview. *Radiographics* 23:1509-1519, 2003.

相关参考文献

Thoracic Radiology: THE REQUISITES, 2nd ed, pp 198-199.

点 评

肺泡蛋白沉着症（pulmonary alveolar proteinosis，PAP）以肺泡腔内充满过碘酸-希夫（periodic acid Schiff，PAS）染色阳性的蛋白质性物质为特征，这种物质可伴轻微或不伴相关的组织反应。PAP 的病因不清，但是已经显示它可能与表面活性物质的过多或缺失有关。虽然大多数病例是特发性的，但有报道 PAP 与过度暴露于二氧化硅的环境和免疫紊乱有关。

PAP 典型发生于 40～50 岁男性，出现的症状为非排痰性咳嗽和呼吸困难。胸部 X 线片表现经常是十分明显的，表现为双侧对称性和肺门周围分布为主的实变和磨玻璃影。在 HRCT 上，以磨玻璃影为主，呈斑片状或地图状。当小叶间隔光滑增厚伴磨玻璃影时，可形成"铺路石征"。

自支气管肺泡灌洗治疗出现后，肺泡蛋白沉着症的预后明显提高，这种结果已经出现在许多病例中。然而，有些患者可因复发而复治，少部分患者最终会难以治疗。

注 释

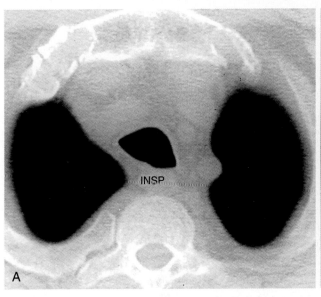
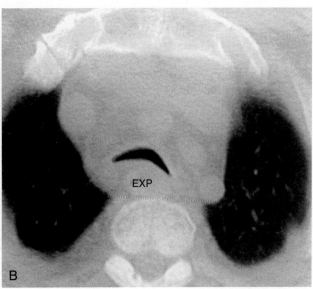

1. 定义气管软化症。
2. 原发性（先天性）气管软化症患者缺乏什么？
3. 在呼吸的哪个阶段气管塌陷得最明显？
4. 什么术语用来描述第一幅图中吸气时气管的形状？

气管软化症

1. 继发于气管壁和支持软骨软化的广泛气管塌陷。
2. 软骨。
3. 呼气阶段。
4. 新月形气管（定义为冠状面直径大于矢状面直径）。

参考文献

Lee EY, Litmanovich D, Boiselle PM: Multidetector CT evaluation of tracheobronchomalacia. *Radiol Clin North Am* 47:261-269, 2009.

相关参考文献

Thoracic Radiology: THE REQUISITES, 2nd ed, pp 59, 61, 302-304.

点 评

气管支气管软化症是指气管的过度塌陷。在咳嗽和用力呼气时，这样的塌陷通常最明显。气管过分松弛与生理学改变有关，这包括无效的咳嗽和分泌物潴留。这可以导致反复感染和支气管扩张。此症很少合并呼吸衰竭。

气管支气管软化症的主要原因为先天性软骨缺乏。后天的原因包括先前插管、慢性阻塞性肺疾病（chronic obstructive pulmonary disease，COPD）、外伤、感染、复发性多软骨炎及外源性压迫（如甲状腺肿）。

有严重症状的气管支气管软化症的患者，可以通过手术治疗，例如气管成形术，这是一种用移植物加固气管后膜壁的技术。在主要因气管后壁异常松弛引起的后天性气管支气管软化症患者，气管成形术治疗已经显示出良好的效果，前途光明。

注 释

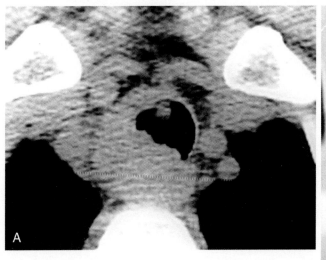
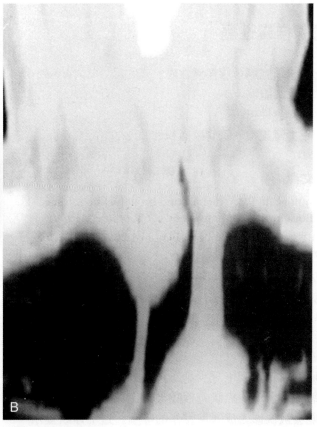

1. 原发性恶性气管肿瘤的两种主要常见细胞类型是什么？

2. 在吸烟者中，两种细胞类型中哪种最常见？

3. 两种细胞类型中，哪种预后较好？

4. 通常原发性气管恶性肿瘤患者气管管腔变窄到什么程度时，患者会出现临床症状？

气管腺样囊性癌

1. 鳞状细胞癌，腺样囊性癌。
2. 鳞状细胞癌。
3. 腺样囊性癌。
4. 减少至正常气管管腔面积的 25% 左右。

参考文献

Lee KS, Boiselle PM: Tracheal and bronchial neoplasms. In: Boiselle PM, Lynch D, Eds. *CT of the Airways*. Totowa NJ, Humana, 2008, pp 151-190.

相关参考文献

Thoracic Radiology: THE REQUISITES, 2nd ed, pp 301-303.

点　评

原发气管肿瘤十分少见。在成人，大多数气管肿瘤为恶性。出现的症状包括呼吸急促和哮鸣。患者起初可能会被误诊为成人期发作的哮喘。这个诊断提示应仔细评价胸部 X 线片上的气管！

鳞状细胞癌主要见于男性，它与吸烟密切相关。鳞状细胞癌预后差。治疗包括手术、局部放射治疗和外科手术无法切除病例的单纯放射治疗。

腺样囊性癌是一种低度的恶性肿瘤，无性别差异，与吸烟无关。腺样囊性癌与鳞状细胞癌相比预后好，对于局灶性病灶可通过手术切除根治。由于这些肿瘤有向外膜和黏膜下层转移的倾向，因此辅助放射治疗往往是必要的。晚期复发和转移已有报道，然而，主要在仅行放射治疗的患者中出现。

MDCT 在气管肿瘤术前计划以决定病灶完全切除的可行性和指导外科手术方式、手术类型和手术切除的范围方面起着重要作用。通过准确评估肿瘤头尾范围和与邻近纵隔结构的关系，多平面重组和三维重建图像对轴位图像起补充作用。

注　释

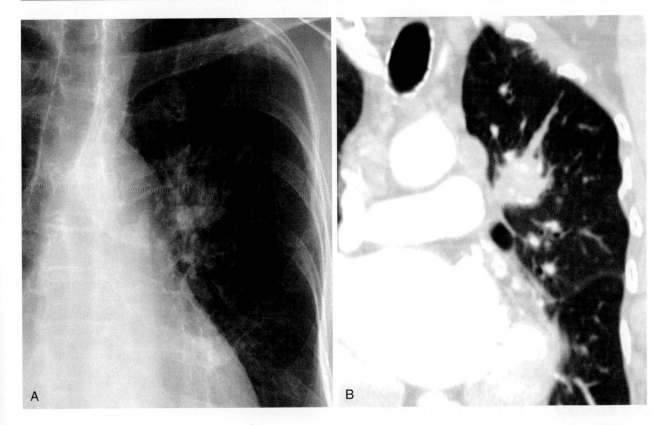

1. 肺内管状阴影的 2 个最常见原因是什么?
2. 列出通常与黏液嵌塞有关的 2 个病因。
3. 表现为支气管内病变的非小细胞肺癌的最常见细胞类型是哪种?
4. 当继发于支气管阻塞的黏液嵌塞发生时,邻近的肺组织如何充气?

继发于支气管阻塞的黏液嵌塞（鳞状细胞癌）

1. 黏液嵌塞和动静脉畸形。
2. 变应性支气管肺曲菌病和囊性纤维化。
3. 鳞状细胞癌。
4. 侧向通气。

参考文献

Martinez S, Heyneman LE, McAdams HP, et al: Mucoid impactions: finger-in-glove sign and other CT and radiographic features. *Radiographics* 28:1369-1382, 2008.

相关参考文献

Thoracic Radiology: THE REQUISITES, 2nd ed, p 318.

点 评

黏液嵌塞在影像学上表现为管状或分枝管状的 Y 字和 V 字形阴影，有时类似"指套征"表现。黏液嵌塞通常与变应性支气管肺曲菌病（ABPA）和囊性纤维化有关。黏液嵌塞也可发生于因恶性病变（例如肺癌、支气管类癌）和良性病变（例如肺结核引起的支气管狭窄）造成的支气管阻塞的远端，了解这一点很重要。在这些病例中，肺内受影响的部分依然含气，这主要是通过肺泡孔（Kohn 孔）和支气管-肺泡之间联系（Lambert 管）的侧向通气而实现的。

胸部 X 线片检查到管状阴影，提示考虑黏液嵌塞和动静脉畸形作为可能的诊断。在 CT 上可通过评估支气管对它们进行区分。也就是说，在动静脉畸形的病例中，在管状阴影边上可见到正常支气管。在某些情况下，病灶内 CT 值较低（-5～+20HU）可确定黏液嵌塞的诊断。如果诊断仍有疑问，增强 CT 可以很容易地分辨这些病变，因为仅动静脉畸形在 CT 增强时可见强化。

注 释

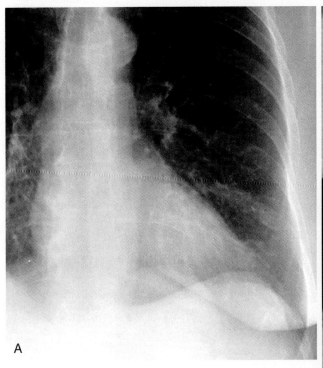

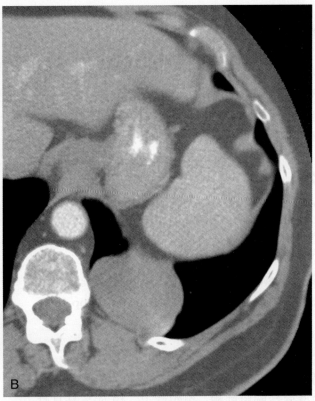

1. 所有局灶性胸膜纤维瘤在组织学上都是良性的吗？

2. 局灶性胸膜纤维瘤与石棉暴露有关吗？

3. 说出一种与局灶性胸膜纤维瘤有关的骨骼疾病。

4. 在 T1W 和 T2W MRI 上局灶性胸膜纤维瘤的典型信号特点是什么？

局灶性胸膜纤维瘤

1. 不是。
2. 无关。
3. 肥大性骨关节病。
4. T1W 和 T2W 均低信号。

参考文献

Rosado-de-Christenson ML, Abbott GF, McAdams HP, et al: From the archives of the AFIP: localized fibrous tumor of the pleura. *Radiographics* 23:759-783, 2003.

相关参考文献

Thoracic Radiology: THE REQUISITES, 2nd ed, pp 389-390, 391.

点　评

局灶性胸膜纤维瘤（同义词：孤立性纤维瘤）是少见的原发性胸膜肿瘤。组织学上，约 60% 是良性的，而 40% 是恶性的。然而，所有病灶均预后良好，而且多数病例可以通过手术切除而根治。

患者通常为 60～70 岁。50% 的病例中，患者是无症状的。大病灶可能产生一些症状，如咳嗽、呼吸困难、胸痛。在一小部分病例中，患者可出现肺外表现，包括肥大性骨关节病和阵发性低血糖。

在胸部 X 线片上，局灶性胸膜纤维瘤通常显示为圆形或有不完整边界的分叶状肿块。这样的肿块大小不一并且通常表现为缓慢生长。病灶通过蒂与脏胸膜紧密相贴，并且病灶可随呼吸和患者体位的变化而变化。

在 CT 上，小的胸膜纤维瘤通常密度均匀一致，而大的肿瘤往往密度不均一，特别是在对比增强图像上。在 MRI 上，这些病变通常在所有序列上表现为低信号强度，这反映了肿瘤间质内的纤维成分，较大的肿瘤可表现为 T2W 信号增高。

注　释

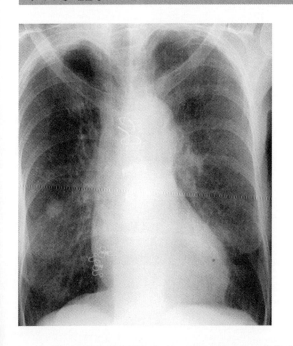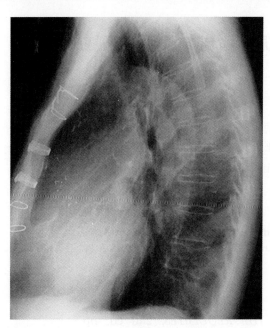

1. 一位心脏移植后的患者，肺部发现一结节或肿块，在病因上它最可能是肿瘤性的还是感染性的？
2. 由哪 2 种病原体形成的感染，占心脏移植患者肺结节或肿块的大多数？
3. 说出心脏移植患者出现肺结节或肺肿块的最常见的非感染性病因。
4. 心脏移植患者大概有多少比例会出现移植后淋巴增生性疾病？

继发于心脏移植后患者诺卡菌感染的孤立性肺结节

1. 感染性的。
2. 曲霉菌和诺卡菌。
3. 移植后淋巴增生性疾病。
4. 在 2%～6%之间。

参考文献

Haramati LB, Schulman LL, Austin JHM: Lung nodules and masses after cardiac transplantation. *Radiology* 188:491-497, 1993.

相关参考文献

Thoracic Radiology: THE REQUISITES, 2nd ed, pp 122-125.

点　评

　　心脏移植是目前被广泛接受的治疗终末期心脏疾病的方式。感染和排斥反应是引起心脏移植后发病和死亡的最常见原因。

　　当在心脏移植患者中发现单个或多个肺结节或肿块时，你应该首先考虑感染性病因，如曲霉菌和诺卡菌感染。在接受心脏移植的 257 名患者中，约 10%的患者在胸部 X 线片检查中可发现单个或多个肺结节或肿块。感染是最常见的病因，其中曲霉菌比诺卡菌略多见。曲霉菌感染形成于移植后平均 2 个月左右，诺卡菌感染形成于移植后平均 5 个月左右。

　　在心脏与其他实性器官移植的患者中，特定病原体易感的时间段是相同的。在移植后的第 1 个月，医院内细菌感染是最常见的。在 2～6 个月之间，病毒和机会性真菌感染是最常见的。一旦患者移植超过 6 个月，细菌性社区获得性肺炎最常见。

　　移植后淋巴增生性疾病是一种重要的可导致肺结节和肿块的非细菌性病因，这些结节和肿块与 EB 病毒（又称人疱疹病毒 4 型，human herpesvirus 4，HHV-4）感染密切相关。在移植后的第 1 年这种疾病发病率最高，这与免疫抑制最严重的时间段相对应。肺实质的疾病经常伴有纵隔和（或）肺门淋巴结肿大，这种表现与曲霉菌及诺卡菌感染关系不大。

注　释

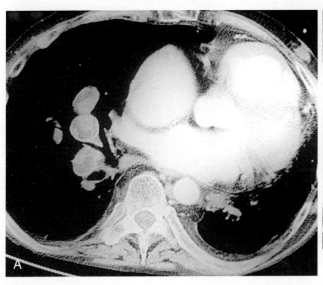
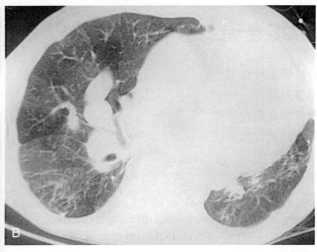

1. 这位患者肺动脉高压最可能的原因是什么？
2. 说出如第二幅图所示的用来描述一个及多个肺叶内肺野密度变化的术语。
3. 附壁血栓是急性还是慢性肺血栓栓塞症的特征？
4. 钙化血栓是急性还是慢性肺血栓栓塞症的特征？

慢性肺血栓栓塞症

1. 慢性肺血栓栓塞症。
2. 马赛克灌注。
3. 慢性肺血栓栓塞症。
4. 慢性肺血栓栓塞症。

参考文献

Wittram C, Maher MM, Yoo AJ, et al: CT angiography of pulmonary embolism: diagnostic criteria and causes of misdiagnosis. *Radiographics* 24:1219-1238, 2004.

相关参考文献

Thoracic Radiology: THE REQUISITES, 2nd ed, pp 336-337.

点　评

慢性肺血栓栓塞症是肺动脉高压相对少见但极其易治的病因。由于许多患者无先前栓塞史，因此临床上诊断较困难。

螺旋 CT 在慢性肺血栓栓塞症的诊断中起着十分重要的作用。其肺实质和肺血管有特征性表现。在肺实质内，你可以观察到肺野密度的变化区，呈一个或多个肺叶分布，这种现象称为马赛克灌注。在第二幅图中，注意与邻近稍高密度区相比，肺野低密度区内肺血管数目和大小均减少。在慢性肺血栓栓塞症的患者中，这种模式反映了慢性栓塞远端肺野区域的血流量减少。

慢性肺血栓栓塞症的血管性标志是出现附壁血栓。慢性血栓通常附着于血管壁，并且其内可见局灶性钙化。在慢性肺血栓栓塞症患者，也可以观察到比周围血管小的完全阻塞的血管；周围血管腔内缺损；当对比剂流过时可见血管管壁增厚且管腔变小的再通动脉；以及对比剂充填的动脉内的网状及瓣状影。此外，也可观察到广泛的支气管侧支血管。

注　释

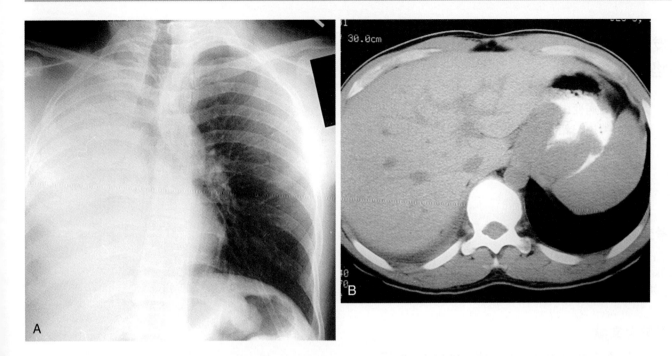

1. 这位年轻男性右侧胸腔完全不透明的原因是什么?
2. 说出至少 4 种因肿瘤性疾病而导致支气管内病变的名称。
3. 什么异常出现在第二幅图中左上四分之一区?
4. 说出至少一种可同时引起支气管内病变和胃壁增厚的恶性肿瘤的名称。

继发于支气管内病变（淋巴瘤）的完全肺萎陷

1. 支气管内病变引起的阻塞性肺不张。
2. 肺癌、类癌、错构瘤、黏液表皮样瘤、淋巴瘤、脂肪瘤和转移瘤。
3. 胃壁增厚。
4. 淋巴瘤和乳腺癌。

参考文献

Müller NL, Silva CIS: Atelectasis. In: Silva CIS, Müller NL, Eds. *Imaging of the Chest*. Philadelphia, Saunders, 2008, pp 116-135.

相关参考文献

Thoracic Radiology: THE REQUISITES, 2nd ed, pp 37, 42.

点　评

　　胸部 X 线片上一侧胸腔完全不透明最常见的形成原因为患侧肺的完全肺不张或同侧大量胸腔积液。观察纵隔的位置可以很容易地区分这些病因。当肺不张是主要的异常时，纵隔将被推移向患侧。相反，当大量胸腔积液存在时，纵隔通常移向相反方向。正如第一幅图中所见，在支气管内病变引起的阻塞性肺不张的病例中，支气管内的充盈缺损可以是很明显的。

　　全肺的阻塞性肺不张可继发于各种各样的原因。在重症监护病房（intensive care unit，ICU）中，出现阻塞性黏液栓或者错位的气管插管（例如右主支气管插管）时，应考虑它们是引起全肺不张的原因。在门诊中，肿瘤或异物阻塞（儿童比成人多见）是最有可能引起全肺不张的病因。支气管病变和胃壁增厚同时出现，可能会继发于淋巴瘤和乳腺癌。虽然支气管病变是淋巴瘤的一种罕见表现，但将这些影像结合起来对于这位年轻男性的诊断是最佳的选择。

注　释

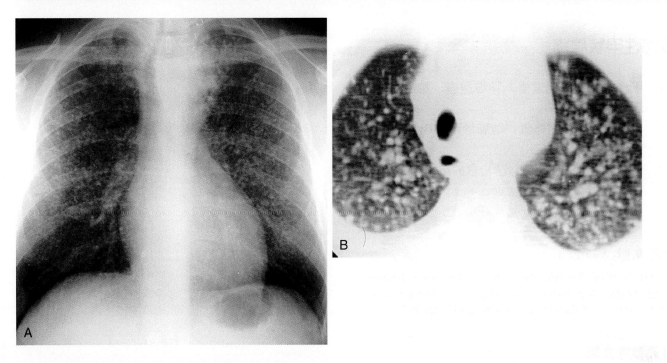

1. 说出至少 2 种可引起细小结节转移的肿瘤名称。
2. 说出至少 3 种可导致钙化的转移肿瘤的名称。
3. 说出至少 2 种表现为弥漫、细小结节伴钙化的非肿瘤病变的名称。
4. 本例的最可能诊断是什么疾病？

转移性甲状腺癌

1. 甲状腺癌、黑色素瘤、肾细胞癌、腺癌（例如乳腺癌、胰腺癌）。
2. 甲状腺、乳腺、卵巢、结肠肿瘤，肉瘤和治疗成功的转移瘤。
3. 已治愈的水痘性肺炎、已治愈的组织胞浆菌病、硅肺病。
4. 转移性甲状腺癌。

参考文献

Reed JC: Diffuse fine nodular opacities. In: *Chest Radiology: Plain Film Patterns and Differential Diagnoses*, fifth edition. Philadelphia, Mosby, 2003, pp 287-303.

相关参考文献

Thoracic Radiology: THE REQUISITES, 2nd ed, p 281.

点 评

胸部 X 线片和 CT 影像显示肺实质内弥漫细小结节影。尽管一些结节略大，但大多数结节直径为 2～3mm。因为钙化，这些小结节在胸部 X 线片上易于辨认。

虽然各种各样的原因可引起细小结节病变，但仅几个病因可导致结节钙化。这些病因包括已治愈的水痘、已治愈的组织胞浆菌病、硅肺病、钙化的转移瘤。

除骨肉瘤及软骨肉瘤外，在转移瘤中检出钙化少见。各种黏液性和乳头状肿瘤很少引起转移瘤钙化。甲状腺癌是引起细小结节钙化转移瘤的最常见原因。

在本例中，一个重要的辅助表现为上纵隔肿块伴气管的受挤压和移位。这样的肿块通常与甲状腺有关。在这位患者中，肿块代表甲状腺癌，而钙化的结节继发于转移瘤。

注 释

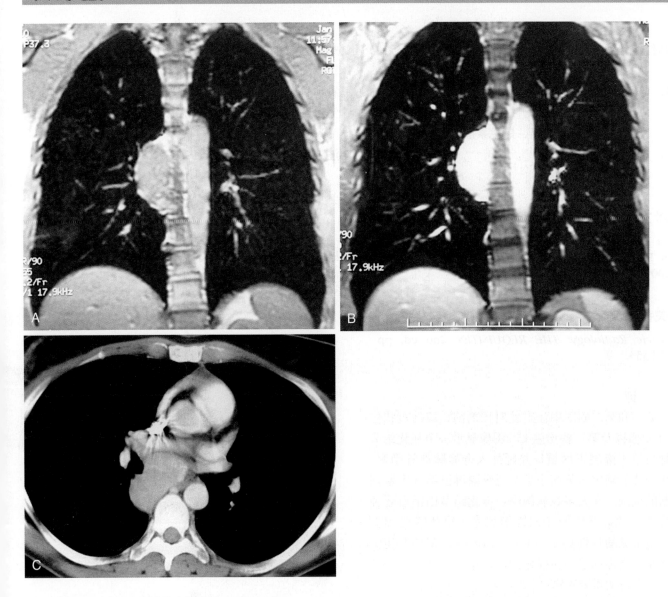

1. 说出至少一种引起纵隔淋巴结强化的原因。
2. 什么肿瘤通常与明显强化的纵隔淋巴结有关?
3. 在 Castleman 病的两种亚型,即透明血管型或浆细胞型中,哪种比较常见?
4. 两种亚型中哪种与临床表现密切相关?

Castleman 病（良性淋巴结增生）

1. Castleman 病（血管滤泡性淋巴结增生）和富血供转移瘤。
2. 肾细胞癌、甲状腺癌、黑色素瘤和类癌。
3. 透明血管型。
4. 浆细胞型。

参考文献

Aster JC, Brown JR, Freedman AS: Castleman's disease. In: Rose BD, Ed. *UpToDate*. Waltham, MA, UpToDate, 2009.

相关参考文献

Thoracic Radiology: THE REQUISITES, 2nd ed, pp 352-353.

点　评

　　第一和第二幅图中注射钆对比剂前、后的冠状位 MRI 图像以及第三幅增强 CT 图像显示一个强化结节状肿块位于隆突下区域，并延伸入奇静脉食管隐窝。强化结节的确定显著缩小了宽泛纵隔淋巴结肿大鉴别诊断的范围。在大多数病例中，强化结节因富血管肿瘤转移所致，这些肿瘤如肾细胞癌、甲状腺癌和类癌。最常见的良性病变为 Castleman 病，正如本病例的诊断，当你确定明显强化的淋巴结时，这是一个需要额外考虑的重要疾病。

　　Castleman 病也称为良性血管滤泡性淋巴结增生，是一种少见的淋巴增生性疾病。这个疾病可分为两个亚型：透明血管型和浆细胞型。透明血管型占绝大多数（90%）。这个亚型以淋巴滤泡增生伴生发中心形成和许多毛细血管伴透明血管壁为特征。它通常表现为孤立性肺门或纵隔强化的结节样肿块，患者往往无症状并可通过外科手术根治。

　　浆细胞型是以成熟的浆细胞出现在增生的生发中心与相对较少的毛细血管之间为特征的。这个亚型经常出现一些临床症状，包括发热、疲劳、贫血、多克隆高丙种球蛋白血症和骨髓浆细胞增多症。与透明血管型相比，双侧肺门和多灶性纵隔淋巴结肿大在浆细胞型中多见。另一个鉴别诊断特点为：浆细胞型中淋巴结强化不明显而透明血管型中淋巴结强化明显。

　　Castleman 病也可分为单中心分布和多中心分布两类。前者通常由透明血管型所致，而后者通常继发于浆细胞型。非常重要的是，多中心型的 Castleman 病预后比单中心型的预后差。尽管两种类型经过复杂变化可形成淋巴瘤，但是这种情况主要见于多中心型。

注　释

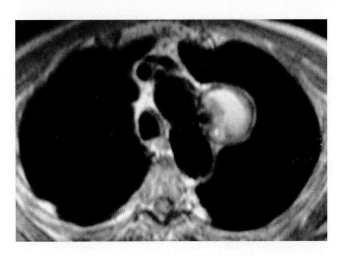

1. 说出至少 3 种与 T1W MRI 上为高信号强度有关的物质。
2. 在自旋回波序列上，正常血管内流动的血液的正常表现是怎样的？
3. 如果这个肿块是血管起源，如何解释其信号强度增强？
4. 自旋回波序列与"黑血"还是"白血"有关？

病例 129

血栓性囊状主动脉瘤

1. 脂肪、出血（高铁血红蛋白）、高蛋白质物质、钆和血管内缓慢血流。
2. 信号流空（黑血）。
3. 血栓形成或流动缓慢。
4. 黑血。

参考文献

Gilkeson RC, Kolodny S: Thoracic aorta. In: Haaga JR, Dogra VS, Forsting M, et al, Eds. *CT and MRI of the Whole Body*, fifth edition. Philadelphia, Elsevier Mosby, 2009, pp 1095-1098.

相关参考文献

Thoracic Radiology: THE REQUISITES, 2nd ed, pp 358-359.

点 评

MRI 显示中纵隔与主动脉弓侧面相贴的肿块。每当发现一个肿块与主动脉相贴，你应该考虑到是动脉瘤。在大多数情况下，一个肿块内的血管成分可以很容易经 CT 或 MRI 增强得到证实。

MRI 血管图像通常使用"黑血"和"白血"成像技术来分别描述动脉解剖和血流。黑血影像，正如在本例所见，指的是自旋回波序列。这个序列使得血管内流动血液的信号流空（黑血）。虽然这种技术在显示血管结构方面效果极好，主要显示血管壁和管腔直径，但是它在评价管腔内血流方面不甚理想。相反，白血技术更适于评估管腔内血流。目前有各种各样的白血技术，包括梯度回波（gradient-echo，GRE）、二维分段飞行时间法、二维钆增强快速 GRE 成像和钆增强的三维血管造影术。这些白血技术可以很容易地将血栓与缓慢血流区分开来。

几种更新的 MRI 技术，包括稳定进程中快速显像（fast imaging with steady-state precession，FISP）、优化 K 空间填充方法、平行成像技术和时间分辨成像方法，进一步提高了 MRI 评估主动脉的能力。

本病例具有挑战性。注意主动脉内呈黑血表现而大多数主动脉旁肿块呈高信号。在 T1W 图像上，知晓血管内缓慢血流可以产生高信号十分重要。

这个主动脉旁肿块的一个重要的诊断线索为：一个小的、中等信号流空的圆形局灶性且与主动脉腔相连的肿块。因此，这个肿块代表囊状主动脉瘤。大多数肿块内的高信号可用广泛的血栓形成或缓慢血流来解释。常规胸主动脉血管造影证实了这一血栓性囊状主动脉瘤的诊断。

注 释

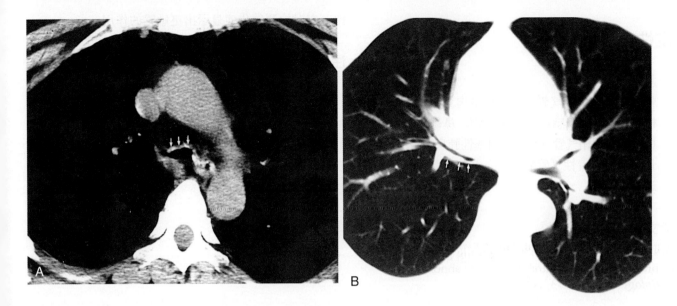

1. 除在 CT 图像上出现的这些异常外，这位患者还有耳和鼻部异常。气道狭窄最可能的原因是什么？
2. 说出引起弥漫性气管支气管狭窄的至少 3 种病因。
3. 这些病因中，哪一个以气管后壁薄弱为特征？
4. 复发性多软骨炎易于累及气道的近端还是远端？

比，它对检测软化症显示出更敏感的作用。

复发性多软骨炎

1. 复发性多软骨炎。
2. 骨软骨质沉着性气管病、韦格纳肉芽肿病、淀粉样变、结节病、感染（乳头状瘤、鼻硬结病、结核病）和剑鞘气管（与慢性阻塞性肺疾病有关）。
3. 骨软骨质沉着性气管病。
4. 近端。

参考文献

Lee KS, Sun MRM, Ernst A, et al: Relapsing polychondritis: prevalence of expiratory CT airway abnormalities. *Radiology* 240:565-573, 2006.

相关参考文献

Thoracic Radiology: THE REQUISITES, 2nd ed, pp 295, 296.

点　评

　　本例 CT 图像显示与气管壁和支气管壁增厚（箭头所示）有关的弥漫性气管狭窄（第一幅图）和支气管狭窄（第二幅图）。正如在答案 2 中列出的，弥漫性气管和支气管狭窄有各种各样的原因。

　　复发性多软骨炎是一种罕见的炎症，可影响耳、鼻、上呼吸道和关节软骨。这种疾病的病因不清，但它可能是一种自身免疫性疾病。炎症的反复发作导致软骨结构破坏和随后的纤维化。耳软骨膜炎是本病最常见的表现，发生于约 90% 的患者中。大约 50% 的患者可累及呼吸道，这是与这种疾病有关的主要发病原因。

　　由于气道受累，喉、气管和主支气管最易受影响。段和亚段支气管较少受累。起初，气道狭窄可由黏膜水肿导致。在疾病的后期，水肿被肉芽组织和纤维化所取代。气道受累导致分泌物清除障碍，这可导致反复发作的呼吸道感染和支气管扩张症。最近，对于复发性多软骨炎患者出现气管支气管软化症有了新的认识。在一些患者中，气管支气管软化症可出现在形态学改变之前。因此，影像学评估怀疑复发性多软骨炎气道受累的患者时，应包括吸气末和动态呼气两个序列。动态呼气 CT 图像是指在用力呼气时获得锥束 CT 数据，与较少涉及生理学方法的呼气末影像相

注　释

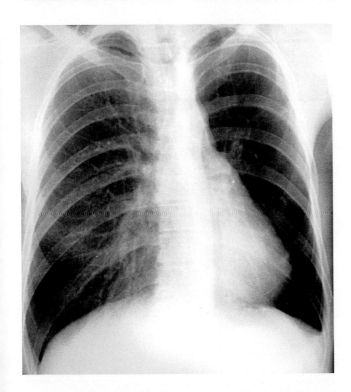

1. 说出继发于闭塞性细支气管炎的以单侧透明肺或一个肺叶透明为特征的综合征的名称。
2. 引起这个综合征的原因是什么?
3. 什么方法可用来显示患有这种疾病的患者的空气捕捉现象?
4. 有此综合征患者的 CT 图像上,经常显示哪种气道异常?

Swyer-James 综合征

1. Swyer-James 综合征（也称 MacLeod 综合征）。
2. 婴儿或儿童急性病毒性细支气管炎。
3. 呼气胸部 X 线片或 CT 和核医学通气扫描。
4. 支气管扩张症。

参考文献

Silva CT, Müller NL: Broncholitis. In: Müller NL, Silva CI, Eds. *Imaging of the Chest*. Philadelphia, Saunders, 2008, pp 1090-1092.

相关参考文献

Thoracic Radiology: THE REQUISITES, 2nd ed, pp 324, 325.

点 评

胸部 X 线片显示左肺透明伴以左肺下叶为主的肺血管减少。同样也要注意与右肺相比，左肺体积略减小。

这是 Swyer-James 综合征的典型表现，是闭塞性细支气管炎感染后的一种改变。此综合征继发于婴儿和儿童急性病毒性细支气管炎，它阻碍了受累肺的正常发育。正如本例中显示，典型的吸气胸部 X 线片包括单侧或一个肺叶透明伴肺体积正常或减小、肺血管减少。呼气胸部 X 线片（未显示）提示空气捕捉。

Swyer-James 综合征的 HRCT 表现包括：①伴肺血管数目和大小减小的肺野密度的减低区；②支气管扩张；③呼气相空气捕捉。有趣的是，尽管 Swyer-James 综合征患者的胸部 X 线片通常是单侧性的异常，CT 扫描也可经常在对侧肺显示斑片状异常。

在诊断时，许多患者是无症状的成人。而且这种疾病经常是因其他原因而行胸部 X 线片或 CT 检查时偶然发现的。患者出现反复感染和呼吸困难少见。

注 释

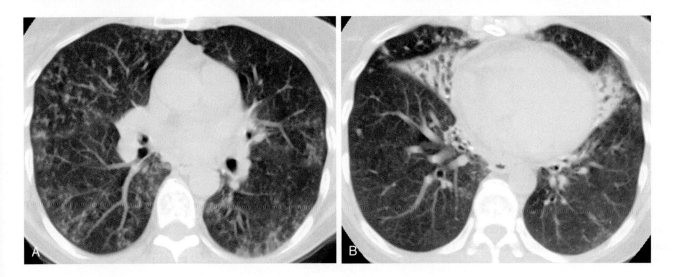

1. 这位患有慢性咳嗽的老年女性出现支气管扩张症和小叶中心性结节最可能的原因是什么？

2. 这是鸟分枝杆菌复合群（*Mycobacterium avium* complex，MAC）感染的典型表现吗？

3. 支气管肺 MAC 感染是在人与人间传播的吗？

4. 在 MAC 感染的老年女性中，哪个肺叶最常受累？

鸟分枝杆菌复合群感染

1. MAC 感染。
2. 不是。
3. 不是。
4. 右肺中叶和左肺上叶舌段。

参考文献

Erasmus JJ, McAdams HP, Farrell MA, Patz EF Jr: Pulmonary nontuberculous mycobacterial infection: radiologic manifestations. *Radiographics* 19:1487-1505, 1999.

相关参考文献

Thoracic Radiology: THE REQUISITES, 2nd ed, pp 105-107.

点　评

　　非结核分枝杆菌（nontuberculous mycobacterial, NTMB）感染通常由 MAC 和堪萨斯分枝杆菌感染而致。这些病原体可在土壤和水中发现并显示相似特点。

　　NTMB 影响呈现明显的人口、临床和放射学特征的两类主要人群。第一类人群主要是患有 COPD 的老年人。这样的患者呈现可继发于 MAC 或堪萨斯分枝杆菌感染的 NTMB 感染的典型形式。临床症状经常是隐匿的，也可包含咳嗽、咯血和全身症状。与继发型肺结核表现相同，其影像特点表现为缓慢生长、进展性的与空洞有关的纤维结节影。上叶尖段、后段和下叶背段最常受累。

　　第二类人群由患有 MAC 感染的老年女性组成。这些患者是有免疫能力的而且无 COPD 病史。她们的典型表现为慢性咳嗽，但通常无咯血和全身症状。这个亚群的 MAC 影像特点可在 CT 上很好地显示。这主要包括圆柱状支气管扩张症和多发性小的（通常直径小于 5mm）小叶中心性结节和（或）伴树芽征。局灶性磨玻璃影和实变影也可看到。与典型的 MAC 感染相比，在此亚型中空洞少见。尽管病变分布是弥漫性的，但是右肺中叶和左肺上叶舌段最常受累。

　　因为在人类生存的环境中非结核分枝杆菌是常见污染物，故诊断需要：①出现空洞或胸部 X 线片呈进展性改变（典型类型）的证据；②痰培养至少 2 次阳性；③活组织检查或支气管肺泡灌洗液证实存在分枝杆菌。准确确定病原体对于直接而适当的治疗非常重要。

注　释

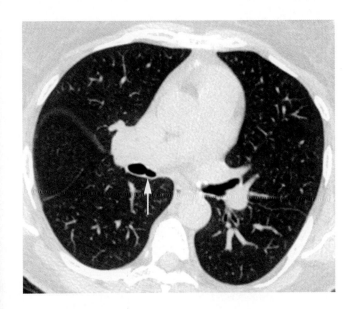

1. 用来描述这种支气管异常的术语是什么？
2. 这是先天性还是后天性疾病？
3. 它起源于气道的哪部分？
4. 说出与这种疾病有关的至少一种症状。

心脏支气管

1. 心脏支气管。
2. 先天性疾病。
3. 中间支气管。
4. 反复感染、咯血、咳嗽及呼吸困难。

参考文献

McGuinness G, Naidich DP, Garay SM, et al: Accessory cardiac bronchus: CT features and clinical significance. *Radiology* 189:563-566, 1993.

相关参考文献

Thoracic Radiology: THE REQUISITES, 2nd ed, pp 306-307.

点　评

在本例中 CT 图像显示异常盲端的憩室（箭头所示）起源于中间支气管的内侧壁。这个结构代表心脏支气管，这是唯一已知的额外异常支气管。其他气道异常，可以是正常数目的支气管异位（例如异常气管支气管）或支气管缺失（例如支气管闭锁）。

心脏支气管总是起源于相同部位——中间支气管的内侧壁、背段支气管开口之上。支气管尾部指向纵隔。由于这个原因，因此称为心脏支气管。

其长度可从小囊状盲端（正如本例所见）到长分枝状结构不等。在一些病例中，长的心脏支气管可以与未完全发育的肺泡组织相连。心脏支气管内层被覆支气管黏液，支气管壁内为软骨环。

此种异常通常无意间在无症状的患者中被发现。然而，因为心脏支气管充当感染物的储库，患者可出现反复呼吸道感染。反复感染和血管过度增生相结合也可导致咯血。有症状的患者可行外科手术切除。

注　释

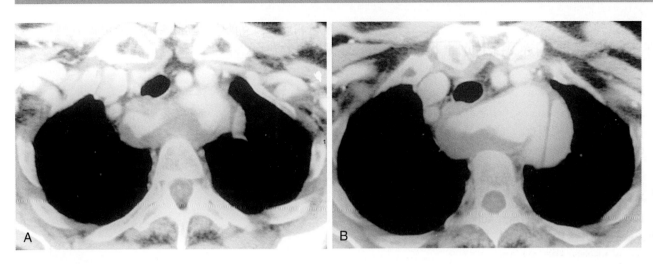

1. 呈现的是哪种先天性血管异常？
2. 这种异常的患病率是多少？
3. 用什么术语来描述与此种异常有关的吞咽困难？
4. 哪种后天性主动脉异常也出现在此病例中？

合并主动脉夹层的迷走右锁骨下动脉

1. 迷走右锁骨下动脉。
2. 大约 1%。
3. 食管受压性吞咽困难。
4. 主动脉夹层。

参考文献

Freed K, Low VHS: The aberrant subclavian artery. *AJR Am J Roentgenol* 166:481-484, 1997.

相关参考文献

Thoracic Radiology: THE REQUISITES, 2nd ed, pp 355-356.

点　评

迷走右锁骨下动脉（aberrant right subclavian artery，ARSA）是最常见的胸内大动脉异常，其发生率约为 1%。迷走右锁骨下动脉起源于主动脉弓的最后一个分支，并向头侧自左到右从气管和食管背后穿过。主动脉憩室和 Kommerell 憩室也可起源于此处。

在许多患者中，这种异常是无症状的而且是偶然发现的。一小部分患者可形成继发于食管受压的吞咽困难。

在胸部 X 线片上，你可以观察到迷走右锁骨下动脉显示为在主动脉弓水平上一个由左到右斜向上走行的阴影。在钡餐检查时，可能会发现一个特征性的食管后壁斜形压迹。正如 CT 图像显示，迷走右锁骨下动脉在横断面图像上易于识别。在这些检查中，迷走右锁骨下动脉表现为一起源于主动脉弓的管状结构，并且向头侧斜向穿行于气管和食管后部。在大约 10% 的病例中可见迷走右锁骨下动脉的起始部分的动脉瘤样扩张。

这种情况也提示主动脉夹层的存在。注意内膜片的出现，其表现为增强血管腔内线样软组织密度影。主动脉夹层以主动脉壁内膜的撕裂伴随血管中膜的分离为特征。这个过程导致两条血液流经通路的产生：真腔和假腔。

一旦你已经确定主动脉夹层，重要的是确定其准确范围。累及升主动脉（斯坦福 A 型）时需要手术治疗。主动脉夹层累及大血管的范围是重要的术前表现。相反，孤立的降主动脉夹层（斯坦福 B 型）一般进行药物治疗。

注　释

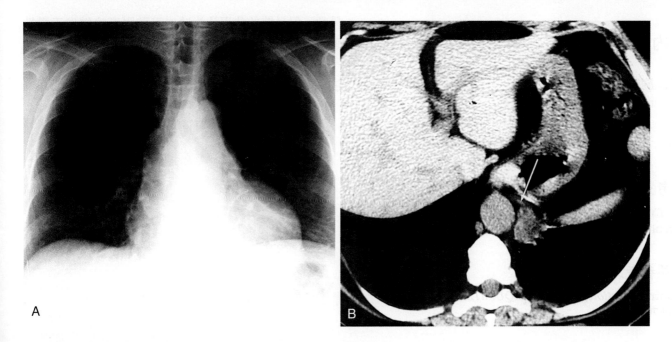

A

B

1. 肺隔离症供血动脉最常起源于哪支血管？
2. 哪种类型的肺隔离症更常见，是叶内型还是叶外型？
3. 肺隔离症常见于左肺还是右肺？
4. 叶内型肺隔离症通常流出到哪支血管？

异常，但目前的共识认为叶内型肺隔离症继发于慢性感染而获得。

叶内型肺隔离症

1. 胸降主动脉。
2. 叶内型。
3. 左肺。
4. 下肺静脉。

注　释

参考文献

Lee EY, Boiselle PM, Cleveland RH: Evaluation of congenital lung anomalies. *Radiology* 247:632-648, 2008.

相关参考文献

Thoracic Radiology: THE REQUISITES, 2nd ed, pp 68-70.

点　评

胸部 X 线片显示在左肺下叶后基底段的一局灶性阴影，掩盖部分胸降主动脉界面和左侧膈内侧面。CT 图像显示一包含两个小的囊性灶的散在软组织密度肿块。注意相邻管状结构（箭头所示）的出现，这代表从胸降主动脉发出的体循环动脉。这些影像表现构成了肺隔离症的诊断，它是指异常的、没有与正常支气管树或肺动脉相连的、由体循环动脉供血的肺组织。

肺隔离症被分类为叶内型（包含在肺组织内）和叶外型（被自身胸膜覆盖）。叶内型肺隔离症是最常见的类型。患者可无症状也可表现为肺部反复感染史。后基底段是最常见的发病部位，并且左肺发病率是右肺的 2 倍。叶内型肺隔离症在影像上可显示为一实性肿块、一局灶性实变或一囊性或多囊性病变。确定体循环动脉供血可明确诊断。体循环动脉通常在增强 CT 或 MRI 上可见。无法检测到这样的血管不能排除肺隔离症的诊断，然而，血管造影术较少用于确定诊断。

与叶内型肺隔离症相反，叶外型通常出现在婴儿期。其典型的影像表现为一边界清晰、紧贴于膈后内侧面的孤立肿块。较少累及部位包括纵隔和膈下。约 90％病例的病变位于左侧胸腔。动脉血供可来源于单支或多支的体循环动脉。叶外型肺隔离症经体静脉引流，通常进入奇静脉系统并且较少进入门静脉、锁骨下静脉或内乳静脉。

虽然叶外型肺隔离症已被广泛认为是一种先天性

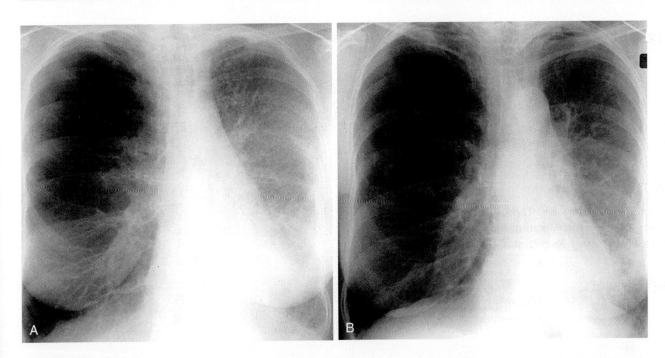

1. 这位患者在拍胸部 X 线片 2 周前进行了左肺移植，这些胸部 X 线片分别在 2 天拍摄。考虑到这个时间间隔，再灌注肺水肿（再移植反应）是可能的诊断吗？
2. 胸腔积液在急性排斥反应的患者中是一种常见的表现吗？
3. 胸部 X 线片正常能排除存在急性排斥反应吗？
4. 根据什么依据，可进行典型的急性排斥反应的诊断？

肺移植后急性排斥反应

1. 不是。
2. 是的。
3. 不能。
4. 经支气管活组织检查标本的组织学分析。

参考文献

Erasmus JJ, McAdams HP, Tapson VF, et al: Radiologic issues in lung transplantation for end-stage pulmonary disease. *AJR Am J Roentgenol* 169:69-78, 1997.

相关参考文献

无。

点　评

　　对于某些患有终末期肺疾病的患者而言，肺移植是可能挽救生命的治疗选择。因为供者肺供应的限制，通常进行的是单肺而不是双肺移植。单肺移植在技术上也易于完成，同时与双肺移植相比，其发病率和死亡率略低。许多肺部疾病，包括各种原因的肺纤维化和肺气肿，可通过肺移植进行成功的治疗。一些疾病不能进行单肺移植治疗，例如与慢性肺部感染有关的囊性纤维化。这些患者需要双肺移植。最近，活体亲属供者的肺叶移植也在囊性纤维化患者中完成。

　　肺移植的早期术后并发症包括再灌注肺水肿、急性排斥反应和感染。再灌注肺水肿，也称为再移植反应，是由于毛细血管渗透性增加而引起的，并可发生于大多数移植的肺中。它有一个特征性的时间进程，通常起病于开始 24h 内，1～5 天达到高峰，在移植后 10 天内缓解。急性排斥反应是移植后开始 3 个月内常见的并发症。第一次发作通常发生在手术后的开始 5～10天。注意，再灌注肺水肿开始得较早，并且在此时间之前达到高峰。感染是移植后最常见的肺部并发症。病原体的类型可发生变化，这主要取决于外科手术的时间间隔。在第 1 个月，细菌感染是最常见的。第 1 个月以后，不典型感染如巨细胞病毒（cytomegalovirus，CMV）感染最常见。

注　释

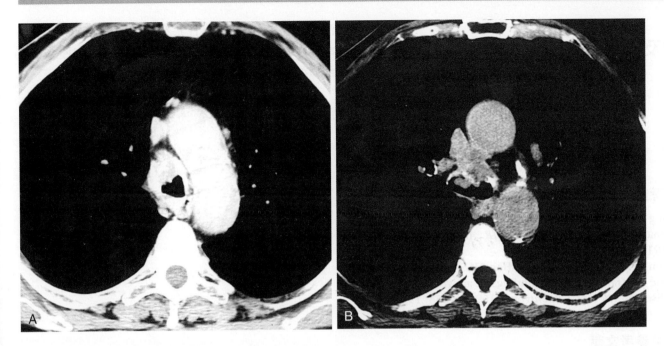

1. 在本例中，肺结核累及气道的最可能的机制是什么？

2. 这些影像特点提示此阶段是肺结核累及气道的增生性还是纤维性狭窄阶段？

3. 肺结核性气道疾病的增生形式通过治疗可逆吗？

4. 这些影像表现是感染过程特异的吗？

累及气道的肺结核

1. 从邻近的纵隔淋巴结直接侵入。
2. 增生性。
3. 是的。
4. 不是——应排除肿瘤。

参考文献

Jeong YJ, Lee KS: Pulmonary tuberculosis: up-to-date imaging and management. *AJR Am J Roentgenol* 191:834-844, 2008.

Moon WK, Mim J, Yeon KM, Han MC: Tuberculosis of the central airways: CT findings of active and fibrotic disease. *AJR Am J Roentgenol* 169:648-653, 1997.

相关参考文献

Thoracic Radiology: THE REQUISITES, 2nd ed, pp 299, 300.

点　评

气道受累已被报道占所有肺结核患者的 10％～20％。几个机制可导致气道受累：①感染性分泌物直接接触气道黏膜；②通过感染的淋巴结或肺组织的淋巴管，感染向黏膜下层蔓延；③通过邻近淋巴结直接侵入气道。

肺结核累及气管支气管有两个阶段。第一阶段以增生性改变为特征。在此阶段，结节形成在黏膜下层并伴有气道壁的溃疡和坏死。受累气道壁表现为不规则增厚伴不同程度的管腔狭窄。肺门和纵隔淋巴结肿大通常可见，并经常表现出中央低密度区与周边强化。在肺叶内，空洞性肺部病变时常可见，并经感染的支气管引流。

在第一幅图中，注意所显示的气管前壁和侧壁的不规则管壁增厚伴偏心性管腔狭窄。在第二幅图中，有不规则、呈分叶状气道前壁增厚伴息肉样腔内蔓延。气道病灶与相邻纵隔淋巴结的接近表明气道受累是由于结核性淋巴结的直接入侵所致。

第二阶段是以纤维性狭窄为特征。在此阶段，支气管典型表现为光滑狭窄。纤维性狭窄阶段可合并阻塞后的气道塌陷。

在一项针对 41 例气道结核的研究中，结核增生性阶段的患者显示气道不规则和厚壁，这种类型经药物治疗可逆。相反，纤维性狭窄阶段的患者通常显示光滑的气道狭窄和最小程度的气道壁增厚，这种类型经药物治疗不可逆。

注　释

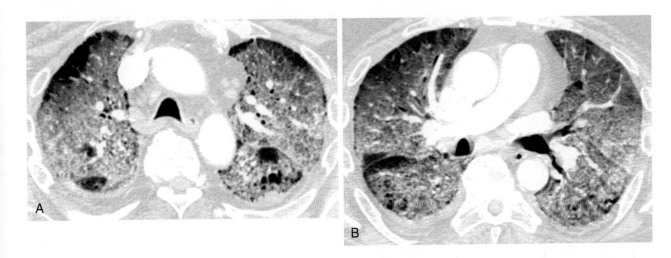

1. 说出在 CT 上表现为弥漫性磨玻璃影的 3 种疾病名称。

2. 在薄层 CT 上，如何区分磨玻璃影和实变?

3. 说出美国胸科学会 (American Thoracic Society, ATS) 和欧洲呼吸学会 (European Respiratory Society, ERS) 公认的 7 种特发性间质性肺炎的名称。

4. 在薄层 CT 上，哪些间质性肺疾病可以表现为普通型间质性肺炎 (usual interstitial pneumonia, UIP) 类型?

急性间质性肺炎

1. 肺水肿、肺出血、过敏性肺炎、非典型感染（耶氏肺孢子菌肺炎、巨细胞病毒肺炎）。

2. 磨玻璃影不遮挡肺组织结构；实变遮挡那些结构。

3. 特发性肺纤维化（idiopathic pulmonary fibrosis，IPF）、非特异性间质性肺炎（nonspecific interstitial pneumonia，NSIP）、隐源性机化性肺炎（cryptogenic organizing pneumonia，COP）、急性间质性肺炎（acute interstitial pneumonia，AIP）、呼吸性细支气管炎-间质性肺炎（respiratory bronchiolitis interstitial lung，RB-ILD）、脱屑性间质性肺炎（desquamative interstitial pneumonia，DIP）和淋巴细胞间质性肺炎（lymphocytic interstitial pneumonia，LIP）。

4. 特发性肺纤维化（IPF）、结缔组织疾病（类风湿性关节炎、硬皮病）、石棉沉着病和药物相关肺损伤（例如博来霉素毒性）。

参考文献

Johkoh T, Müller NL, Taniguchi H, et al: Acute interstitial pneumonia: thin-section CT findings in 36 patients. *Radiology* 211:859-863, 1999.

相关参考文献

Thoracic Radiology: THE REQUISITES, 2nd ed, pp 194, 195.

点 评

急性间质性肺炎是一种快速进展性的肺损伤，它代表成人呼吸窘迫综合征（adult respiratory distress syndrome，ARDS）和弥漫性肺泡损害（diffuse alveolar damage，DAD）的一种特发形式。AIP 是一种弥漫性间质性肺炎，最初被认为是 UIP 的快速进展型。AIP 目前被认为是一个独立的临床病理疾病并且比 UIP 发生得少。

弥漫性特发性间质性肺炎（idiopathic interstitial pneumonias，IIPs）有独特的临床表现、病理特征和影像学表现。在 2001 年 IIPs 被 ATS 和 ERS 颁布的国际共识声明分为 7 种具有独特临床病理的疾病：

IPF（UIP）、NSIP、COP、AIP、RB-ILD、DIP 和 LIP。已知原因的和与药物及结缔组织疾病相关的弥漫性肺实质疾病不认为是特发性的。

注 释

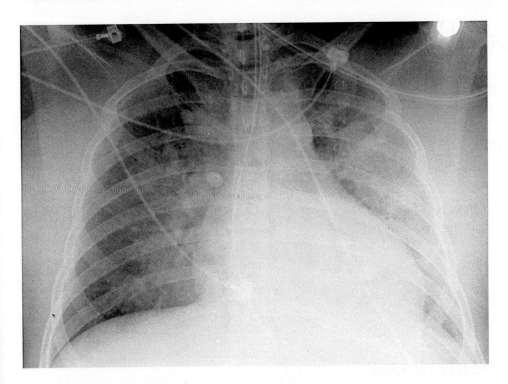

1. 说出至少一种与妊娠有关的可引起心源性肺水肿的病因。
2. 说出至少一种与妊娠有关的可引起非心源性肺水肿的病因。
3. 妊娠是否与肺血栓栓塞性疾病的患病率增高有关?
4. 为什么怀孕的人会增加患社区获得性肺炎的风险?

继发于先兆子痫的妊娠并发肺水肿

1. 围生期心肌病与高血压（先兆子痫）。
2. 宫缩治疗及羊水栓塞。
3. 是的。
4. 怀孕与细胞介导免疫抑制有关。

参考文献

Fidler JL, Patz EF, Ravin CE: Cardiopulmonary complications of pregnancy: radiographic findings. *AJR Am J Roentgenol* 161:937-941, 1993.

相关参考文献

无。

点　评

正常情况下，怀孕可产生各种各样的心肺生理改变。在怀孕中期，母体的血容量和心排血量增加大约45％。这些改变可引起肺血管增加、进展性左室扩张和轻度左室肥大。

有各种各样的心肺妊娠并发症，包括心源性和非心源性肺水肿、肺血栓栓塞症、吸入性肺炎和肺炎。其他罕见的并发症包括来自妊娠期滋养细胞肿瘤的转移性疾病、气胸、纵隔气肿。

在怀孕9个月间，本例患者发生先兆子痫伴肺水肿。先兆子痫是以妊娠24周后的高血压、蛋白尿以及水肿为特征的。子痫是指癫痫发作发展。患有先兆子痫的患者，高血压可变得非常严重，足以导致急性心力衰竭。胸部X线片典型表现为伴随不同心脏大小的肺水肿。此患者的肺水肿是不对称的，是由于患者喜欢左侧卧位，这正反映了肺水肿的重力依赖作用。另一个可产生心源性肺水肿的原因是围生期心肌病，它发生在妊娠的最后1个月，或在分娩后的头6个月。胸部X线片显示明显的心脏增大，可伴有肺水肿。

注　释

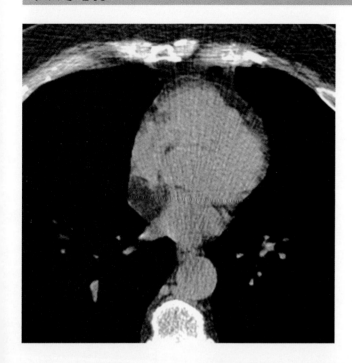

1. 什么术语可用来描述图中心房间隔的脂肪密度肿块？
2. 这是一个良性的还是恶性的病变？
3. 这个病变有多少比例的病例与弥漫性纵隔脂肪过多症有关？
4. 静脉注射对比剂后此病变强化吗？

心房间隔脂肪瘤样肥大

1. 心房间隔脂肪瘤样肥大（lipomatous hypertrophy of the interatrial septum，LHIS）。
2. 良性的。
3. 大约 50%。
4. 否。

参考文献

Fan CM, Fischman AJ, Kewk BH, et al: Lipomatous hypertrophy of the interatrial septum: increased uptake on FDG PET. *AJR Am J Roentgenol* 184:339-342, 2005.

相关参考文献

无。

点 评

LHIS 是指心房间出现脂肪密度肿块。LHIS 通常在无症状患者进行 CT 检查时意外发现。在一些病例中已报道，LHIS 与继发于间隔传导通路破坏的房性心律失常有关。

病理学上，LHIS 显示心房间隔内多房性、颗粒状脂肪细胞。与脂肪瘤相比，LHIS 内的脂肪组织无包膜。LHIS 内的脂肪细胞在形态学上可为胚型或棕色脂肪细胞。有趣的是，因棕色脂肪易于摄取 FDG，特别是在空腹的状态下，LHIS 可在 PET 上呈现假阳性。因此，当看到 FDG-PET 检查右心内摄取增加时，你应当仔细参照 CT 表现来诊断 LHIS，以免做出心脏恶性肿瘤的假阳性诊断。

典型的 CT 表现是局限于心房间隔内的无强化、边界光滑、哑铃状、均匀一致的脂肪密度肿块。特征性的哑铃形状是由于心房间隔卵圆窝的影响而造成的。

注 释

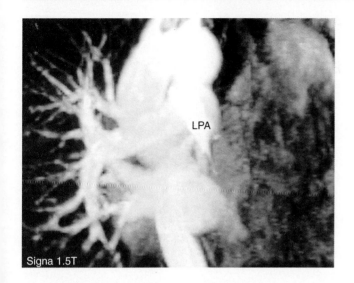

1. 此磁共振血管造影所见的显著异常是什么？

2. 急性肺血栓栓塞症常表现为单侧中央型肺栓子（pulmonary embolus，PE）分布吗？

3. 用什么放射学征象来描述阻塞血栓远端的血量减少？

4. 在 MRI 上，如何区分出肺动脉肉瘤及急性血栓？

大范围单侧肺栓塞

1. 左主肺动脉（left main pulmonary artery, LPA）的突然截断。
2. 不是。
3. Westermark 征。
4. 只有肺动脉肉瘤因钆对比剂而强化。

参考文献

Remy-Jardin M, Pistolesi M, Goodman LR, et al: Management of suspected acute pulmonary embolism in the era of CT angiography: a statement from the Fleischner Society. *Radiology* 245:315-329, 2007.

相关参考文献

Thoracic Radiology: THE REQUISITES, 2nd ed, pp 332-336.

点　评

　　磁共振血管造影显示右肺血管系统正常以及左肺血管系统完全无显示。注意所显示的因急性肺栓塞导致的 LPA 突然截断。

　　单侧完全阻塞的栓子是一种少见的急性肺血栓栓塞症的表现。事实上，当面对核医学通气灌注扫描显示单侧灌注缺损时，你首先应想到这是非血栓栓塞性病因，例如纵隔及肺门肿块、升主动脉瘤和主动脉夹层、肺动脉发育不良和发育不全、肺动脉肉瘤及肺切除术。在此患者中，MRI 检查提示 LPA 内由于急性肺栓塞引起的阻塞而无强化充盈缺损。

　　在 MRI 方面，几项令人兴奋的最新技术进展包括并行成像、共享查看和时间分辨共享回波血管造影技术，由于缩短了采集时间、减少了移动伪影和提高了空间分辨率，使得 MRI 对于肺栓塞的检出能力明显提高。

　　按照 2007 年 Fleischner 协会关于可疑肺栓塞处理的声明，对于不能进行 CT 含碘对比剂检查或者担心电离辐射的患者，在评价可疑急性肺栓塞时，采用最新技术完成的肺动脉 MRI 血管造影和深静脉血栓的 MRI 静脉造影可作为二线检查手段。目前，由于高度的准确性、广泛使用、检查时间短和同时评估肺部其他可能疾病的精湛能力，CT 血管造影术仍然是急性肺栓塞的首选检查方式。

注　释

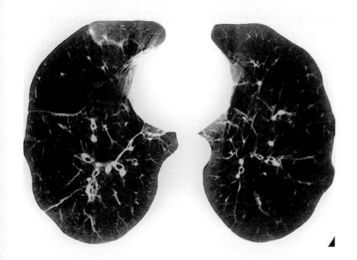

1. 与基底分布的全小叶肺气肿最密切相关的是什么疾病？
2. 这种疾病与支气管扩张症有关吗？
3. 这种疾病是如何遗传的？
4. 说出这种疾病的腹部并发症。

中，包括 AAT 替代疗法、基因治疗、干细胞治疗。

注　释

α₁-抗胰蛋白酶缺乏症

1. α_1-抗胰蛋白酶（alpha1-antitrypsin，AAT）缺乏症。
2. 是的。
3. 常染色体隐性遗传。
4. 肝硬化。

参考文献

Wood AM, Stockley RA: Alpha one antitrypsin deficiency: from gene to treatment. *Respiration* 74:481-492, 2007.

相关参考文献

Thoracic Radiology: THE REQUISITES, 2nd ed, pp 244-245.

点　评

CT 图像显示在肺野下部弥漫分布的全小叶肺气肿。肺上叶（未显示）此过程相对较轻。全小叶肺气肿是以病变内出现比正常肺血管数目减少和管径变小为特征的肺疾病。此表现被描述为正常肺结构的简化。正如本例诊断的那样，AAT 缺乏症是以全小叶肺气肿的基底分布为特征的。

AAT 缺乏症，也被称为 α_1-蛋白酶抑制剂缺乏症，是一种以异常低水平的 α_1-蛋白酶抑制剂为特征的遗传性疾病。此蛋白抑制众多溶酶体蛋白酶，并阻止因巨噬细胞和中性粒细胞释放的弹性蛋白酶而产生的破坏作用。由于在动物实验中弹性蛋白酶已显示可造成肺气肿，因此蛋白酶抑制剂水平降低的患者出现此并发症的风险增高，这一点不足为奇。患者若为这种疾病的纯合子，可表现出极低的 α_1-蛋白酶抑制剂水平（约为正常的 20%）和发展成肺气肿的高风险。吸烟增加这种风险。

有趣的是，AAT 缺乏症的患者有较高的支气管扩张症的发病率，已报道约占 40%。在图中，显示支气管壁增厚和扩张，以右肺下叶最明显。在这些患者中形成支气管扩张症的机制还不确定。猜测支气管和细支气管壁中的弹性纤维的破坏在这个过程中起着重要的作用。

针对这种疾病分子基础的治疗方法目前正在研究

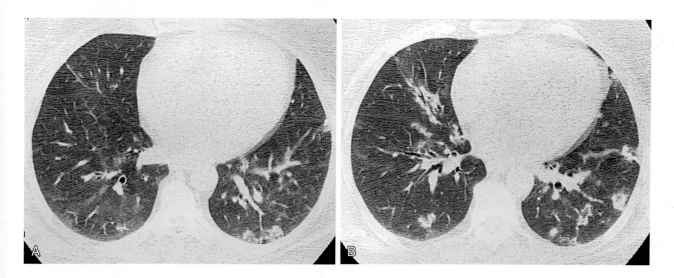

1. 这些 CT 图像中所显示的肺实质阴影的主要分布是怎样的?

2. 相比之下，第二幅图像所示局灶性右肺中叶实变的分布是怎样的?

3. 说出以实变周边分布形式为典型表现的至少 3 种疾病。

4. 哪种疾病经常在 CT 图像上表现为同时在肺野周围和支气管血管周围分布的局灶性实变?

隐源性机化性肺炎

1. 周围分布。
2. 支气管血管周围分布。
3. 隐源性机化性肺炎、吕弗勒综合征、慢性嗜酸细胞性肺炎、肺梗死和血管炎。
4. 隐源性机化性肺炎（COP）。

参考文献

Mueller-Mang C, Grosse C, Schmid K, et al: What every radiologist should know about idiopathic interstitial pneumonias. *Radiographics* 27:595-615, 2007.

相关参考文献

Thoracic Radiology: THE REQUISITES, 2nd ed, pp 199-200.

点　评

　　机化性肺炎以在肺泡和肺泡管内出现肉芽组织息肉为病理学特征。虽然它可以是特发性的，但机化性肺炎与许多病因有关，其中包括肺部感染、药物反应、胶原-血管疾病和血管炎。因此，COP 的诊断需要排除已知的潜在原因。

　　患者临床上典型表现为非排痰性咳嗽。伴发的症状可包括呼吸困难、全身乏力和低热。大多数病例对类固醇治疗有反应，并且预后良好。但是，一些患者在停药后可复发。有趣的是，即使在没有治疗的情况下，与 COP 有关的肺实质阴影也可以游走。

　　影像学表现主要由斑片状、无节段性、单侧或双侧局灶性实变组成。与 COP 有关的肺实变的特征性周边分布在胸部 X 线片上不易出现，而在 CT 图像上这种表现经常可见。

　　特征性的 HRCT 影像学特点包括肺野周围和支气管血管周围分布的双侧斑片状气腔实变。在一些病例中，最外侧胸膜下区肺组织无实变区。阴影可从磨玻璃影变化到实变影。在某些病例中，病灶周边密度可能比中心更高，呈现反晕征或珊瑚礁征。也可观察到边界不清的经常在细支气管周围分布的肺结节。因此，本例中在肺野外周和支气管血管周围与肺小结节有关的实变提示 COP 的诊断。

注　释

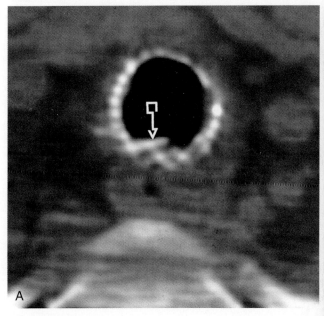
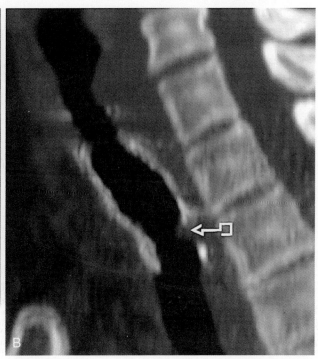

1. 说出气管支气管支架置入术的至少 4 个指征。
2. 列出气管支架置入的至少 4 个可能的并发症。
3. 在本例中什么并发症明显?
4. 气管金属支架很容易移动吗?

断裂的气管支架

1. 肺移植后吻合口狭窄；累及气管和支气管的无法切除的恶性肿瘤的姑息治疗；先天性或后天性气管狭窄；气管支气管软化症；外源性气管受压；炎症或感染病因的气管狭窄。
2. 气道炎症；支架移位；气道腐蚀；支架断裂；肉芽组织引起的腔内狭窄；支架塌陷；气管食管瘘；气管和支气管穿孔；邻近肿瘤的侵入。
3. 支架断裂。
4. 不是。

参考文献

Dialani V, Ernst A, Sun M, et al: MDCT detection of airway stent complications: comparison with bronchoscopy. *AJR Am J Roentgenol* 191:1576-1580, 2008.

相关参考文献

无。

点　评

　　第一幅图中的轴位 CT 图像和第二幅图中的二维矢状面重建的图像显示下颈段气管内的支架。注意焦点状支架断裂和后部断裂（箭头所示）。这位患者因气管狭窄而行支架置入。随后她在痰中发现金属丝碎片，因此进行了 CT 检查。

　　气管支架正越来越多地用于治疗各种气道疾病。有两种主要类型：金属支架和有机硅胶支架。一旦置入气道，金属支架与支气管壁相结合或上皮化，限制潜在的移动，并使纤毛继续活动。金属支架一旦置入便很难取出，并且与有机硅胶支架相比并发症发生率高。由于这个原因，金属支架应仅限于恶性肿瘤累及气道无法手术而行姑息治疗的患者。良性疾病导致气道阻塞的患者应用有机硅胶支架治疗。

　　在气管支架出现之前，气管狭窄仅限于手术治疗。只有当气道有足够的长度时，气管异常采用端-端再吻合的手术治疗才有可能进行。支架置入不受这一因素的限制，因此，对于不符合手术适应证的患者提供了一个额外的治疗选择。

　　支架置入前，CT 可准确地描述气道狭窄的数量和长度。支架置入后，CT 是理想的评估支架移动、支架断裂和腔内狭窄并发症的设备。最近，MDCT 已经显示出检测支架并发症的高度准确性，这与支气管镜的参考标准具有相似的准确性。

注　释

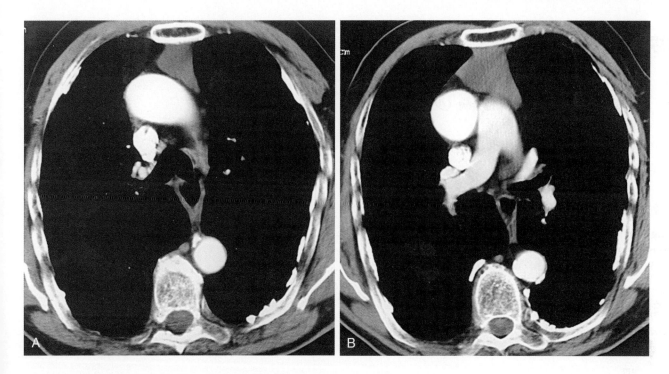

1. 这个完整的囊性前纵隔肿块最可能的原因是什么?
2. 说出囊实性前纵隔肿块的至少 2 个病因。
3. 胸腺肿块最常见的病因是什么?
4. 如果胸腺囊肿已合并出血,预期它在 T1W MRI 图像上将出现怎样的表现?

胸腺囊肿

1. 胸腺囊肿。
2. 胸腺瘤、生殖细胞肿瘤和霍奇金病（少见的表现）。
3. 胸腺瘤。
4. 明亮（因高铁血红蛋白使得 T1 缩短，故出血会引起 T1W 图像呈高信号）。

参考文献

Jeung MY, Gasser B, Gangi A, et al: Imaging of cystic masses of the mediastinum. *Radiographics* 22:S79-S93, 2002.

相关参考文献

Thoracic Radiology: THE REQUISITES, 2nd ed, p 349.

点　评

胸腺囊肿是前纵隔肿块少见的原因。它们可以是先天性的也可是后天性的。先天性囊肿可能来自于胎儿胸腺咽管残留物。后天性囊肿可在霍奇金病放射治疗后形成。

较少见的是，它们可在手术切除或化学治疗恶性肿瘤之后出现。已报道胸腺囊肿与人类免疫缺陷病毒（HIV）感染有关。

影像学检查中，胸腺囊肿典型表现为一个边界光整的、无明显壁的囊性肿块。在少数病例中，胸腺囊肿的囊壁内可见曲线状钙化。在 CT 影像上，胸腺囊肿典型表现为液体密度影。在 MRI 影像上，胸腺囊肿通常表现为 T1W 图像低信号和 T2W 图像高信号。然而，如果胸腺囊肿合并出血或感染，其影像表现可发生变化。本例病变的影像特点为典型的无并发症的胸腺囊肿。

因以往石棉暴露而形成的多发性钙化的胸膜斑也可偶见。

当确定了囊实性前纵隔肿块时，你应当考虑实性前纵隔肿块伴囊性坏死的可能。例如，胸腺瘤和霍奇金淋巴瘤内可包含相对较少肿瘤组织的囊性区。生殖细胞肿瘤如成熟畸胎瘤经常包含与实性成分相混合的囊性成分。囊性成分伴脂肪和（或）钙化应提示畸胎瘤的诊断。

注　释

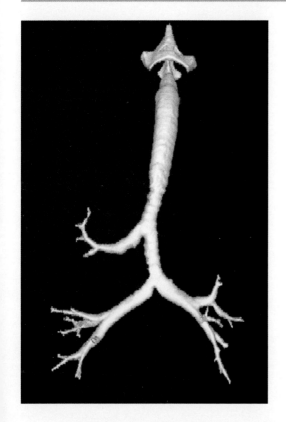

1. 气管三维重建图像显示哪种先天性气道异常？
2. 这种异常支气管通常供应肺的哪一部分？
3. 这种患者通常有症状吗？
4. 有这种异常的患者行气管插管术后有哪些可能的并发症？

气管性支气管

1. 气管性支气管。
2. 右肺上叶（尖段或整个肺叶）。
3. 没有。
4. 异常支气管所供应肺组织的肺不张。

参考文献

Ghaye B, Szapiro D, Fanchamps JM, Dondelinger RF: Congenital bronchial abnormalities revisited. *Radiographics* 21:105-119, 2001.

相关参考文献

Thoracic Radiology: THE REQUISITES, 2nd ed, pp 59, 62.

点　评

　　X线断层图像显示自气管右侧壁发出一异常支气管，邻近右侧主支气管的起始部。术语"气管性支气管"已被用来描述这种先天性支气管异常，其供应右肺上叶尖段或整个右肺上叶肺组织。后者也被称为猪支气管。

　　患者通常无症状。少数患者的支气管开口狭窄，这可能会导致反复性肺炎和支气管扩张症。气管插管后，异常支气管开口可能被气管内插管套囊堵塞，从而导致异常支气管供应的肺段或肺叶不张。

注　释

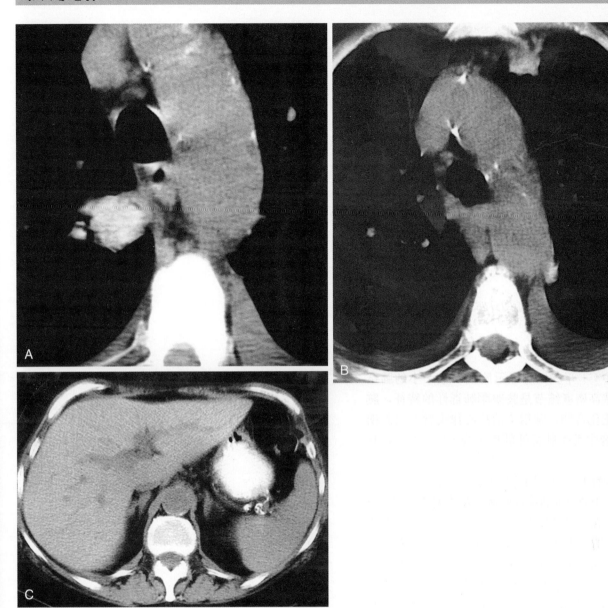

1. CT 平扫图像上这些肺结节的显著特征是什么？

2. 考虑到肝的高密度影，这些结节最可能的病因是什么？

3. 胺碘酮用于治疗什么疾病？

4. 用胺碘酮治疗的患者，发生肺毒性的比例是多少？

胺碘酮药物毒性

1. 高密度。
2. 胺碘酮毒性。
3. 心律失常。
4. 5%～20%。

参考文献

Rossi SE, Erasmus JJ, McAdams HP, et al: Pulmonary drug toxicity: radiologic and pathologic manifestations. *Radiographics* 20:1245-1259, 2000.

相关参考文献

Thoracic Radiology: THE REQUISITES, 2nd ed, pp 234, 235.

点　评

本病例中 CT 平扫图像显示胸膜下数个小的肺结节。注意这些高密度结节是胺碘酮肺毒性的特征，胺碘酮为三碘化化合物，常用于治疗心律失常。用胺碘酮治疗的患者中发生肺毒性的概率为 5%～20%，且与剂量有关。

胺碘酮毒性有 3 个不同的临床表现。最常见的表现是呼吸困难、干咳（非排痰性咳嗽）及体重减轻的亚急性症状。胸部 X 线片典型表现为弥漫性线性阴影，其很难与充血性心力衰竭相区分。病理学上通常与非特异性间质性肺炎（NSIP）相关。少数（约三分之一的患者）以急性发作的类似传染性肺炎的症状为特征。这些患者的胸部 X 线片通常显示斑片状肺泡实变，病理学上与隐源性机化性肺炎（COP）相关。这些患者的 CT 平扫图像显示肺实质阴影中出现高密度灶，CT 值为 80～175HU。这种表现提示肺实质病灶内高浓度的三碘化药物胺碘酮。第三种罕见但可能为肺毒性的致命形式的是急性呼吸窘迫综合征（ARDS）。

注意第二幅图中的肝高密度影，在胺碘酮治疗的患者中常见。因此，局灶性肺实质高密度影联合肝高密度影高度提示胺碘酮肺毒性。及时识别是很重要的，因为停药后胺碘酮肺毒性往往是可逆的。虽然临床症状通常会在停药后 2～4 周内好转，但胸部 X 线片异常的好转较慢，大约需要 3 个月。

注　释

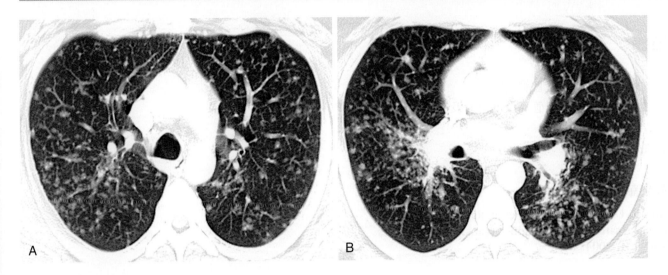

1. HRCT 图像显示的结节的主要分布形式是什么?
2. 说出至少 3 种与该分布相关的疾病。
3. 这些病变中的哪一种常常出现对称性肺门淋巴结肿大?
4. 空气捕捉是结节病患者呼气相 CT 常见的一种表现吗?

结节病

1. 轴向分布（支气管血管周围）。
2. 结节病、癌性淋巴管炎、淋巴瘤及卡波西肉瘤。
3. 结节病。
4. 是的。

参考文献

Koyama T, Ueda H, Togashi K, et al: Radiologic manifestations of sarcoidosis in various organs. *Radiographics* 24:87-104, 2004.

相关参考文献

Thoracic Radiology: THE REQUISITES, 2nd ed, pp 188-190.

点　评

　　CT 显示多发性小结节，主要沿支气管血管束轴向分布。这种分布结节的鉴别诊断范围相对有限，包括结节病、癌性淋巴管炎、淋巴瘤、卡波西肉瘤。

　　结节病中的结节为非干酪性肉芽肿，通常沿淋巴管分布。这些结节主要位于支气管血管束旁，自肺门放射状轴向分布。结节较少位于小叶间隔和胸膜下淋巴管，以及肺外周和叶间裂。注意本例患者显示数个结节位于肺外围，邻近胸膜面。

　　最近的研究表明，结节病患者的 CT 图像常常显示小气道病变的证据，例如肺实质马赛克征和呼气相空气捕捉。据推测，结节病中小气道疾病发生的两种可能机制为小气道腔内肉芽肿或细支气管周围纤维化。

　　结节病患者中气道和间质受累的联合作用可能导致肺功能试验中出现各种功能障碍类型。结节病患者可能会表现出各种肺功能试验异常，包括限制性、阻塞性，以及限制性和阻塞性并存类型。

注　释

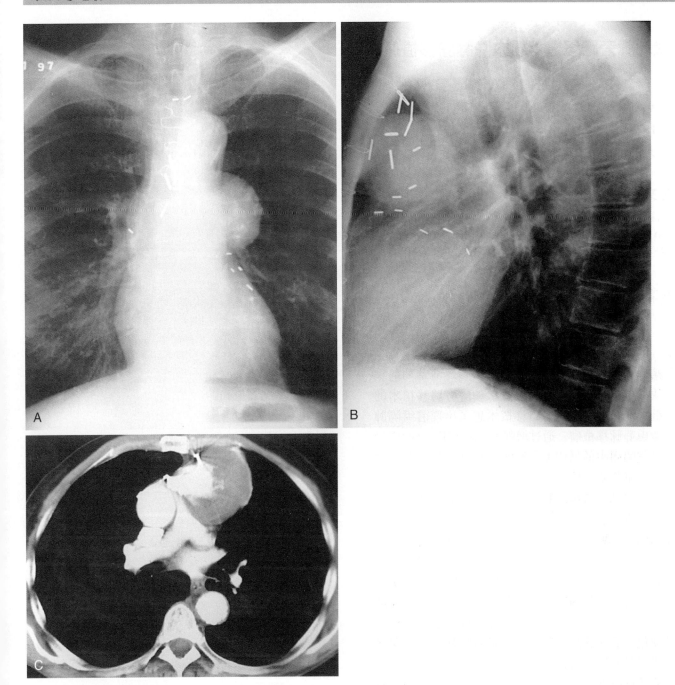

1. 该患者冠状动脉旁路移植术（coronary artery bypass graft，CABG）前的胸部 X 线片正常。前纵隔肿块最可能的原因是什么？
2. 这是一个常见并发症吗？
3. 该发现的最严重并发症是什么？
4. 血栓是静脉移植瘤患者的常见表现吗？

冠状动脉旁路移植术后大隐静脉移植瘤

1. 大隐静脉旁路移植瘤。
2. 不是。
3. 吻合口开裂伴大出血。
4. 是的,此类动脉瘤中约一半有血栓形成。

参考文献

Nishimura K, Nakamura Y, Harada S, et al: Saphenous vein graft aneurysm after coronary artery bypass grafting. *Ann Thorac Cardiovasc Surg* 15:61-63, 2009.

相关参考文献

无。

点 评

第一和第二幅胸部 X 线片显示一边界清楚的前纵隔肿块,位于中线左侧,靠近冠状动脉旁路移植术的手术缝合线。冠状动脉旁路移植术患者出现前纵隔肿块应考虑静脉移植瘤。通过增强 CT 或 MRI 可确定诊断。第三幅图中的增强 CT 证实了动脉瘤的诊断,瘤内含有大量附壁血栓。

大隐静脉移植瘤是 CABG 的一种罕见但严重的并发症,通常在手术后 10~20 年检测到。假性动脉瘤比真性动脉瘤常见,其以血管壁断裂为特征,而真性动脉瘤血管壁完好。假性动脉瘤最常见于吻合口处。假性动脉瘤被认为与伤口感染、移植血管壁本身的薄弱及手术时对静脉壁的医源性损伤有关。相反,真性动脉瘤常见于移植血管内。真性动脉瘤源于进行性动脉粥样硬化,而动脉粥样硬化与大隐静脉移植物长期暴露于体循环血压有关。

静脉移植瘤通常无症状,而于常规胸部 X 线片检查时偶然发现。当有症状时,患者通常表现为心肌缺血症状。静脉移植瘤的并发症包括心肌梗死、末梢血管栓塞、右心房或右心室瘘管形成以及破裂和继发性出血。治疗方法包括手术切除动脉瘤和心肌血管重建术。对于手术高风险的患者可考虑导管螺圈栓塞治疗。

注 释

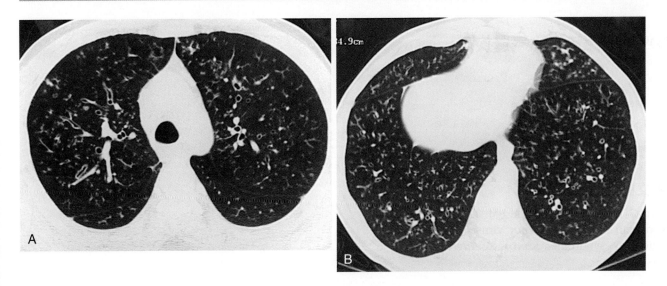

1. HIV 阳性患者中，这些 CT 所见是典型的耶氏肺孢子菌肺炎的表现吗？
2. 图中所示小叶中心性分枝状和结节状影代表什么？
3. 什么术语用来描述此种表现？
4. HIV 阳性患者中最常见的肺炎类型是肺孢子菌、细菌还是分枝杆菌感染？

AIDS 患者感染性小气道疾病

1. 不是。
2. 细支气管嵌塞。
3. 树芽征。
4. 细菌性感染。

参考文献

Aviram G, Fishman JE, Boiselle PM: Thoracic infections in human immunodeficiency virus/acquired immune deficiency syndrome. *Semin Roentgenol* 42:23-36, 2007.

相关参考文献

Thoracic Radiology: THE REQUISITES, 2nd ed, p 323.

点　评

HRCT 图像显示许多小的分枝状和结节状小叶中心性阴影，其符合细支气管炎的表现。还可见轻度支气管扩张和支气管壁增厚。这些表现与感染性气道疾病一致。近年来，HIV 阳性患者中感染性细支气管炎和支气管炎发病率日益增高。有趣的是，HIV 阳性患者支气管扩张症的发病率也升高。

胸部 X 线片表现包括支气管壁增厚和散在小结节影，后者代表细支气管嵌塞。肺下叶对称性分布常见。因为孤立性小气道疾病病变细微，且类似于间质性改变，因此常规胸部 X 线片很难诊断。小气道疾病的 HRCT 表现具有特征性，包括小叶中心性小（2～4mm）分枝状和结节状阴影，其代表了细支气管炎性分泌物嵌塞。分枝状影代表细支气管轮廓（走行方向与 CT 横断面平行），而结节状影代表细支气管横断面（走行方向垂直于 CT 扫描平面）。术语"树芽征"用于描述此种特征性表现。在 HIV 阳性患者，这种表现最可能与病原体感染有关，而仅极少数与耶氏肺孢子菌肺炎有关。

注　释

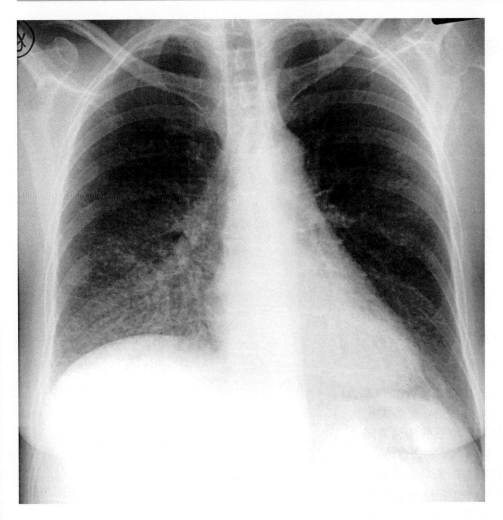

1. 该患者在 2 个月前接受肾移植，现在出现低热、非排痰性咳嗽。发生于实体器官移植受体最常见的病毒性肺炎是哪种？
2. 耶氏肺孢子菌肺炎是移植受体常见的机会性感染吗？
3. 巨细胞病毒（CMV）的显微特征是什么？
4. 在过去的 10 年中，实体器官移植受体的巨细胞病毒性肺炎的发生率是增加还是减少了？

器官移植受体中的巨细胞病毒性肺炎

1. 巨细胞病毒。
2. 不是——由于全面预防，其在临床很少见到；它主要发生于不顺从预防性治疗的患者。
3. 细胞增大和核内包涵体。
4. 减少。

参考文献

Poghosyan T, Ackerman SJ, Ravenel JG: Infectious complications of solid organ transplantation. *Semin Roentgenol* 42:11-22, 2007.

相关参考文献

Thoracic Radiology: THE REQUISITES, 2nd ed, pp 126-127.

点 评

肾移植后，由于免疫抑制治疗的影响，患者面临各种各样感染的威胁。了解移植和移植后肺部感染间的时间间隔有助于预测可能引起肺部感染的病原体。

移植后第 1 个月内，免疫抑制剂尚未对患者的免疫系统产生明显的影响。在此期间机会性感染不常见。感染通常由外科手术后机体免疫系统正常患者所遇到的病原体引起，特别是革兰阴性菌，并且通常发生于抽吸时或为伤口插管相关感染。

肾移植后第 2～6 个月，免疫抑制通常是最严重的。T 细胞介导的免疫作用受到严重抑制，患者处于病毒和真菌性感染的高风险期。CMV 是感染这些患者的最常见病毒，但预防性措施能显著减少移植后患者的 CMV 感染率。胸部 X 线片可显示网格状或结节状影，实变、散在肺结节和肿块较少见。

6 个月后，免疫抑制剂逐渐减量。随着患者免疫系统的恢复，在此期间最常引起肺炎的病原体是大多数社区获得性肺炎的致病菌，例如肺炎链球菌。由于免疫抑制剂逐渐减量但没有停用，患者仍然处于机会性感染的风险期，特别是真菌感染。

注 释

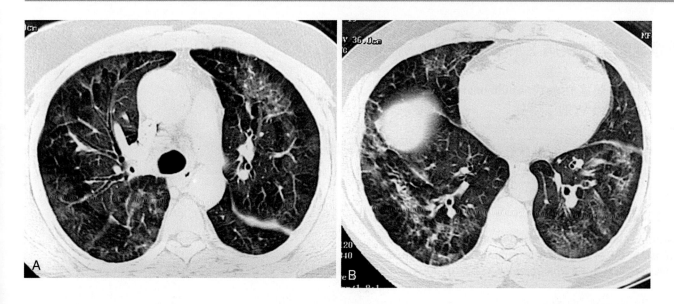

1. 该患者有严重的肺动脉高压、肺水肿，而肺静脉楔压正常。对于该三联征，最可能的诊断是什么？

2. 这种疾病的预后好吗？

3. 在这种疾病中，哪种血管（静脉还是动脉）管径通常扩大而哪种管径正常？

4. 本病静脉闭塞的原因是什么？

肺静脉闭塞性疾病

1. 肺静脉闭塞性疾病（pulmonary venoocclusive disease，PVOD）。
2. 不好。
3. 中央肺动脉扩大而静脉管径正常。
4. 内膜纤维化。

参考文献

Resten A, Maitre S, Humbert M, et al: Pulmonary hypertension: CT of the chest in pulmonary venoocclusive disease. *AJR Am J Roentgenol* 183:65-70, 2004.

相关参考文献

Thoracic Radiology: THE REQUISITES, 2nd ed, p 328.

点 评

PVOD 是一种以内膜纤维化导致肺静脉和小静脉闭塞为特征的罕见疾病。肺静脉引流阻力的增加导致肺动脉高压。本病伴随的经典三联征包括严重的肺动脉高压、胸部 X 线片显示肺水肿和正常的肺静脉楔压。然而，许多患者无此三联征。患者典型地出现端坐呼吸、进行性呼吸困难、疲劳、晕厥等症状。

这种疾病的病因是未知的，但它与病毒感染、环境毒素、化学治疗、放射性损伤、避孕药和心内分流有关。此外，据报道本病有遗传倾向。目前，还没有静脉闭塞性病变的有效治疗方法，并且在诊断后的几年内它通常是致命的。当前，肺移植是唯一的治疗方法，其可以改善这种疾病患者的预后。

PVOD 患者最常见的 CT 表现包括小叶间隔光滑增厚、多灶性磨玻璃影、胸腔积液、中央肺动脉扩张、肺静脉管径正常和纵隔淋巴结肿大。图中显示小叶间隔多发性增厚、多灶性磨玻璃影、肺段肺动脉轻度扩大（动脉-支气管比增加）和左侧少量胸腔积液。

Resten 和他的同事们比较了 PVOD 和原发性肺动脉高压患者的 CT 表现。他们发现小叶中心性磨玻璃影、小叶间隔增厚、纵隔淋巴结肿大在 PVOD 患者中更常见。因此，肺动脉高压患者出现这些表现时应该提示 PVOD 的诊断。确诊需要肺活组织检查。

注 释

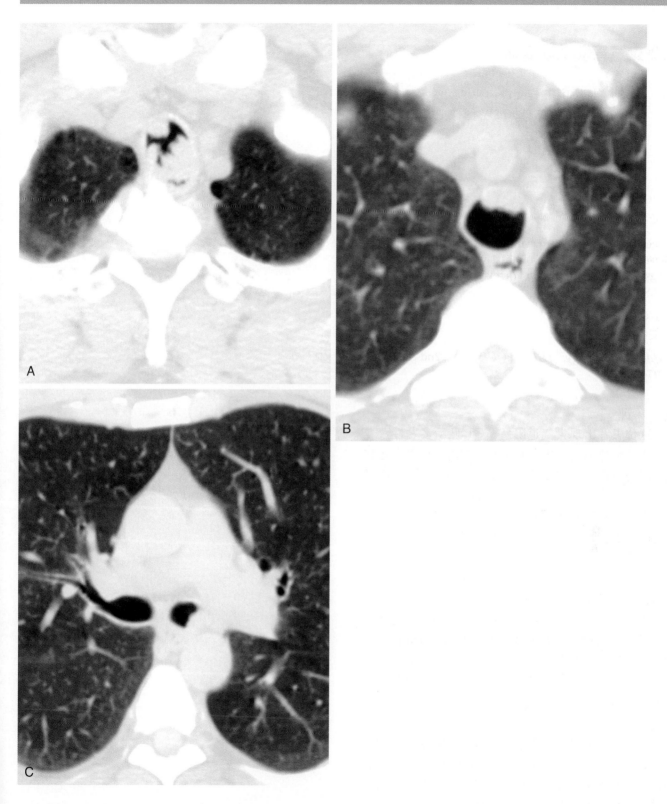

1. 哪两种疾病最可能出现多发性气管肿块？
2. MRI 如何区分淀粉样变性与其他原因的气管肿块？
3. 该患者也有喉部病变（图像未显示）。最可能的诊断是什么？
4. 这种疾病与哪种病毒感染有关？

气管支气管乳头状瘤病

1. 乳头状瘤病和淀粉样变性。
2. 淀粉样变性在 T1W 和 T2W 图像上显示特征性的低信号。
3. 乳头状瘤病。
4. 人乳头状瘤病毒。

参考文献

Prince JS, Duhamel DR, Levin DL, et al: Nonneoplastic lesions of the tracheobronchial wall: radiologic findings with bronchoscopic correlation. *Radiographics* 22:S215-S230, 2002.

相关参考文献

Thoracic Radiology: THE REQUISITES, 2nd ed, pp 297-299.

点　评

这位患者出现大气道阻塞。CT 显示多发性菜花状肿块并延伸到气管和中央气道管腔内。该患者还接受了喉镜检查，结果发现若干无蒂的喉部病变。喉部和气管病变并存高度提示乳头状瘤病。

喉乳头状瘤病是一种罕见的疾病，其特征是喉部多发鳞状细胞乳头状瘤。本病主要见于儿童。病变延伸到气管和支气管内者被称为气管支气管乳头状瘤病，约占乳头状瘤病的 5%。孤立性气管支气管乳头状瘤病成人较儿童常见。病变播散到肺实质罕见。

乳头状瘤病的 X 线和 CT 表现包括多发性疣状和较大的菜花状肿块，并向气管和中央气道腔内生长。如本例所见的较大病灶少见。MRI 检查中，病变表现出中等信号强度，不同于淀粉样变性所表现出的特征性低信号强度。当肺实质受累时，CT 表现包括小叶中心性阴影、结节及空洞结节。

临床症状依赖于病变累及的部位。喉受累经常导致声音嘶哑。气管支气管受累主要出现喘鸣、哮鸣、咯血及反复感染等临床症状。在孤立性喉部受累的儿童患者，自发缓解常见。然而，在喉远端气道受累的患者，自发缓解是不常见的。

注　释

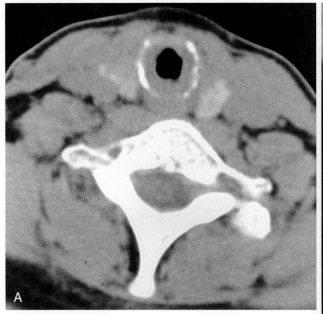

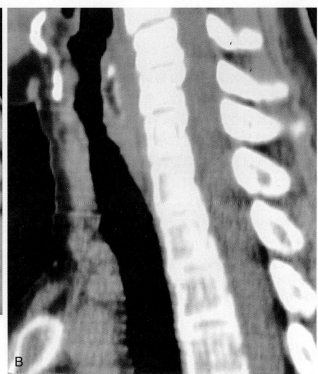

1. 列出至少 5 种气管狭窄的原因。
2. 气管狭窄和气管软化的区别是什么?
3. 特发性喉气管狭窄更常见于男性还是女性?
4. 这种疾病的首选治疗方法是什么?

特发性气管狭窄

1. 外伤、感染、结节病、韦格纳肉芽肿病、复发性多软骨炎、淀粉样变性、骨软骨成形性气管支气管病及慢性阻塞性肺疾病。
2. 气管狭窄是指一种固定性缩窄；相反，气管软化是指呼气过程中气管过度塌陷。
3. 女性。
4. 手术（喉气管切除术）。

参考文献

Boiselle PM, Catena J, Ernst A, Lynch DA: Large airways: tracheal and bronchial stenoses. In: Boiselle PM, Lynch DA, Eds. *CT of the Airways*. Toronto, Springer, 2008, pp 130-131.

相关参考文献

Thoracic Radiology: THE REQUISITES, 2nd ed, pp 291-292, 293.

点 评

第一幅图中轴位 CT 显示近段气管管壁环状增厚所致的管腔狭窄。第二幅矢状面二维重建图像显示狭窄局限于颈段气管的一小部分。

此患者有特发性支气管狭窄。这些患者表现为声门下气管狭窄，经常伴喉部狭窄，既往无插管、外伤、感染或全身性疾病病史。当伴发喉部受累时，该病称为特发性喉气管狭窄。

本病典型好发于中年女性。患者临床上出现呼吸急促、哮鸣、喘鸣及声音嘶哑。尽管没有查到明确的病因，但胃食管反流性疾病被认为是一个潜在的诱发因素。在明确诊断之前往往会被延误诊断约 2 年。

该病的放射学表现多变。头尾方向狭窄长度范围为 2～4cm 不等。气道的受累部分往往严重狭窄，直径小于 5mm。狭窄气道的边缘可以是光滑的、逐渐变窄（如本例所示）或不规则、分叶状及偏心性。当气管狭窄出现后一种表现时，原发性气管肿瘤是一个需要考虑的鉴别诊断。手术或非手术治疗均可选择。手术是优先选择的治疗方式，且可能治愈。对于非手术候选者，可选择姑息性支气管内治疗。

注 释

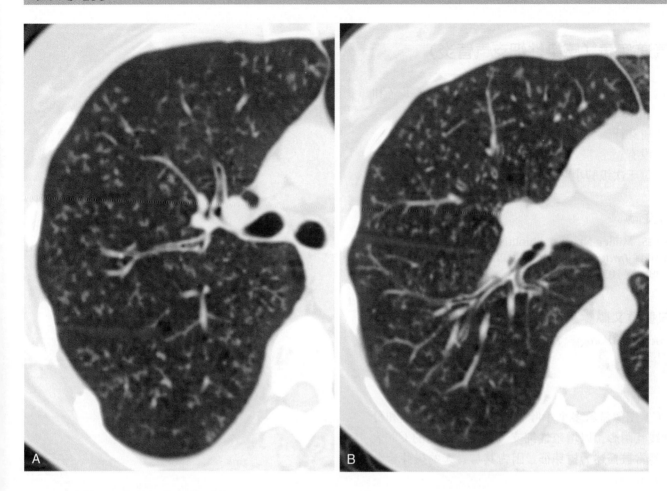

1. CT 图像上正常的细支气管可见吗?

2. 说出用于描述小气道疾病引起的结节状和线状、分枝状小叶中心性阴影的术语。

3. 这种类型对肺结核具有特异性吗?

4. 细支气管位于次级肺小叶的何处?

小气道疾病（感染性细支气管炎）

1. 不可见——正常的细支气管低于 CT（和 HRCT）的分辨率。
2. 树芽征。
3. 没有。
4. 位于次级肺小叶中央，与肺动脉相邻。

参考文献

Silva CIS, Müller NL: Bronchiolitis. In: Silva CIS, Müller NL, Eds. *Imaging of the Chest*. Philadelphia, Saunders, 2008, pp 1071-1095.

相关参考文献

Thoracic Radiology: THE REQUISITES, 2nd ed, pp 321-325.

点　评

CT 图像显示多个小叶中心性分布的小结节和分枝状线状阴影。以增殖性细支气管炎为特征的 CT 表现，经常被描述为树芽征，因为其与春天的树芽十分相似。

虽然树芽征最初用来描述肺结核，但它绝不是肺结核感染的特异性表现。然而，树芽征与多种细支气管性疾病有关。

感染是最常见病因。呼吸道合胞病毒、腺病毒、肺炎支原体是最常见的急性感染性细支气管炎的病原体。其他重要的感染性病因包括分枝杆菌和真菌病原体。其他增殖性细支气管炎的原因包括吸入性和弥漫性全细支气管炎。后者是一种绝大多数发生于亚洲人的不明原因的慢性病。

小气道轻微病变患者胸部 X 线片可表现为正常。当病变广泛时，可出现明显的细小结节状影，常伴有网格状影。CT 有助于区分小气道疾病与粟粒性病变。后者以随机分布的小结节为特征。相反，小气道疾病常表现为小叶中心性分布的小结节和分枝状（树芽征）影。

注　释

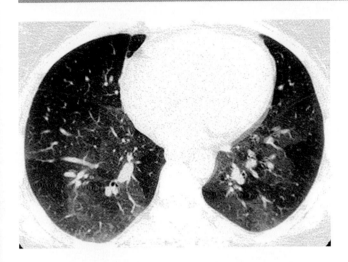

1. 肺实质的哪部分是异常的,是肺野密度增加区还是减低区?
2. 什么特征使你做出这种区分?
3. 用于描述这种多样性肺野密度的术语是什么?
4. 你如何区分引起这种表现类型的肺血管疾病与小气道疾病?

继发于小气道疾病的肺密度马赛克征

1. 减低区。
2. 与肺野其他部分相比，肺野低密度区内肺血管数量减少、管径变细。
3. 马赛克征。
4. 呼气相CT图像——仅小气道疾病显示空气捕捉。

参考文献

Lynch DA: Imaging of small airways disease and chronic obstructive pulmonary disease. *Clin Chest Med* 29:165-179, 2008.

相关参考文献

Thoracic Radiology: THE REQUISITES, 2nd ed, pp 323-324.

点 评

　　CT显示肺野密度马赛克征，主要是指双肺出现地图样边界的低密度区。马赛克征有几种可能原因，包括小气道疾病、血管疾病和浸润性肺疾病（表现为局灶性磨玻璃影）。前两种病因中，密度减低区是异常的。后一种病因中，局灶性密度增加区是异常的。

　　当面临多样的肺密度异常时，应仔细比较密度相对减低和增加区域间的血管大小和数目。当血管的管径和数量相似时，密度相对增加区属于异常。这种表现见于多种病变，其特征为出现磨玻璃影，包括急性间质性感染，如耶氏肺孢子菌肺炎和慢性浸润性肺疾病。相反，密度减低区内血管数量减少和管径缩小提示局灶性密度减低区属于异常。这种表现可见于肺血管疾病，例如慢性肺栓塞性疾病及小气道疾病，如闭塞性（即缩窄性）细支气管炎。在小气道疾病的病例中，血管减少继发于因缺氧而引起的反射性血管收缩。呼气相CT有助于区分引起密度马赛克征异常的血管疾病和小气道疾病。只有小气道疾病在呼气相扫描时出现空气捕捉。

注 释

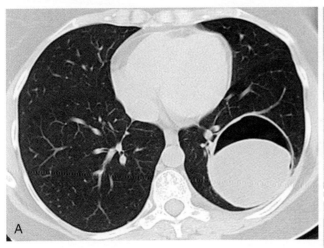
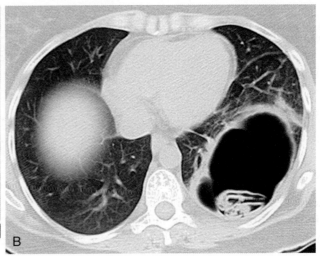

1. 哪种少见感染与图中所示的"囊中囊"有关?
2. 用于描述第一幅图中所示囊内空气积聚的术语是什么?
3. 这种表现有何意义?
4. 这些囊肿好发于肺下叶吗?

棘球蚴囊肿（包虫囊肿）

1. 棘球绦虫感染。
2. 半月征或新月征。
3. 这是囊肿即将破裂的一个征象。
4. 是的。

参考文献

Martinez S, Restrepo CS, Carrillo JA, et al: Thoracic mani-festations of tropical parasitic infections: a pictorial review. *Radiographics* 25:135-155, 2005.

相关参考文献

Thoracic Radiology: THE REQUISITES, 2nd ed, pp 115, 116.

点　评

细粒棘球绦虫是大多数人型棘球蚴病的病因。它以两种形式发生：畜牧型和森林型。畜牧型较常见。在这种类型中，羊、牛或猪是中间宿主而狗是终宿主。这种类型的感染常见于羊饲养区，如欧洲东南部、中东、北非、南美、澳大利亚及新西兰。

棘球蚴囊包含三层结构：外囊、无细胞的角皮层及产生棘球子囊的内部生发层。肝是棘球蚴病最常见的发病部位，占全部囊肿的约70%。肺是第二常见发病部位。

棘球蚴囊肿患者的胸部X线片和CT上，可见单发和多发性边界清楚的圆形或椭圆形肿块。如果囊肿与支气管树相通，空气可进入外囊与角皮层间隙，从而在囊肿周边形成一薄层新月形气体影。本例第一幅图显示半月征，已报道其提示囊肿即将破裂。注意第一幅图像后2周拍摄的第二幅图显示的囊肿破裂。

支气管直接与内囊交通后，囊内容物会排出而产生气-液平面。一旦囊肿破裂，囊壁会漂浮于液体表面。术语"水上浮莲征"用来描述这一特征性表现。这些特征性胸部X线片征象很少在棘球蚴囊肿患者影像上观察到，了解这一点很重要。

当囊肿完好时，许多包虫囊肿患者是无症状的。一旦囊肿破裂，通常表现为突然发作的咳嗽、咳痰、发热。其他表现包括气胸、胸膜炎、肺脓肿、寄生虫栓塞及过敏反应。经皮穿刺抽吸这类囊肿通常不被认为是安全的，因为可能引起过敏反应或感染扩散。

注　释

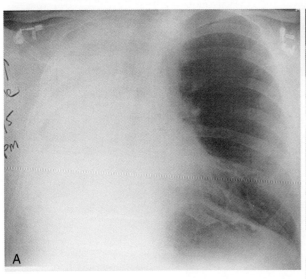

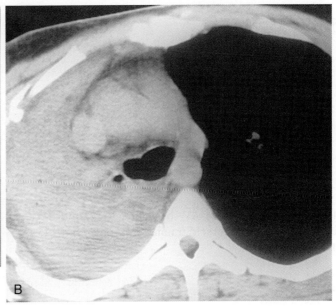

1. 哪支支气管更易断裂，左侧还是右侧？
2. 伴有气胸的急性气管支气管损伤的比例是多少？
3. 哪支主支气管破裂通常会产生纵隔积气而无气胸？
4. 支气管破裂比气管破裂常见吗？

创伤后支气管狭窄

1. 右侧。
2. 大约 70%。
3. 左侧主支气管，因为它有一个较长的纵隔内（胸膜外）行程。
4. 是的。

参考文献

Kaewlai R, Avery LL, Asrani AV, Novelline RA: Multi-detector CT of blunt thoracic trauma. *Radiographics* 28:1555-1570, 2008.

相关参考文献

Thoracic Radiology: THE REQUISITES, 2nd ed, pp 162-164, 167.

点 评

气管支气管损伤是一种罕见但严重的胸部钝伤并发症。主支气管损伤约占 80%，其次为气管损伤（15%）和远段支气管损伤（5%）。大多数损伤发生于距隆突 2.5cm 以内。气道损伤常伴有上部肋骨骨折。注意本例显示肋骨骨折痊愈，这是一个重要的创伤性病因诊断线索。

影像表现可分为早期和晚期。早期表现包括气胸、纵隔积气及皮下气肿。当气道的纵隔、胸膜外部分破裂时，常见纵隔积气而无气胸。约 70% 的气道损伤患者发生气胸。此类气胸严重，且胸腔引流是难治愈的。

出现完全性支气管断裂时，气胸可伴有肺坠落征。当患者处于直立体位时，肺向下坠落，而仰卧时向后坠落。

气管支气管损伤的诊断经常被延迟。晚期表现与损伤支气管内的肉芽组织形成和狭窄有关，该过程发生在损伤后 1～4 周。晚期影像学表现包括阻塞性肺不张、肺炎、肺脓肿及脓胸。本例影像显示支气管破裂的晚期表现，表现为右肺完全萎陷，因肉芽组织阻塞损伤支气管所致。

注 释

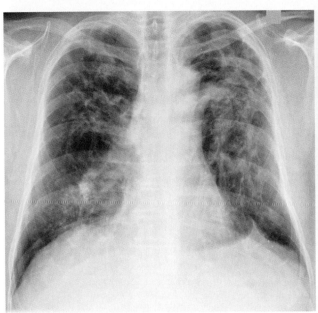 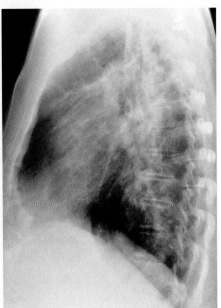

1. 说出本例肺上叶体积减小的至少一个征象。

2. 说出至少两个与上肺区成簇状肿块相关的疾病。

3. 哪种慢性浸润性肺疾病与慢性铍中毒最相似?

4. 慢性铍尘病是免疫介导的吗?

慢性铍尘病

1. 左侧肺门上移；左侧横膈上尖峰征。
2. 硅肺病、结节病、结核病、矿工尘肺病和铍中毒。
3. 结节病。
4. 是的——它代表细胞介导的、对与组织蛋白相结合的铍的超敏反应。

参考文献

Chong S, Lee KS, Chung MJ, et al: Pneumoconiosis: comparison of imaging and pathologic findings. *Radiographics* 26:59-77, 2006.

相关参考文献

Thoracic Radiology: THE REQUISITES, 2nd ed, pp 213-214, 215.

点　评

　　慢性铍尘病（也称为铍中毒）是一种由于接触粉尘、烟雾或气溶胶中的金属铍或其盐类而引起的全身性肉芽肿性疾病。职业性暴露的主要来源包括航空航天和电子产业、回旋装置和核反应堆制造业、陶瓷加工，以及飞机起落装置、电子设备、家庭用具生产中铍合金的研制或处理过程。从接触到慢性铍中毒发病的潜伏期通常为 10～20 年。

　　慢性铍中毒是一种免疫介导的疾病，可能累及多个器官系统，包括肺、淋巴结、皮肤、肝、脾及骨髓。组织学特征为上皮样肉芽肿，其与结节病的非干酪性肉芽肿无法区分。

　　肺是最常受累的器官，劳力性呼吸困难是常见的症状。慢性铍中毒患者的放射学表现与结节病非常相似。小结节状或网格状结节状影是最常见的表现，可能会涉及所有 3 个肺野；也可发展为成簇状肿块。慢性疾病可表现为伴有上叶体积缩小、肺结构扭曲及气肿肺大疱的肺纤维化的线样类型。

　　铍暴露史有助于该病与结节病的鉴别。由于影像学和病理学表现无特异性，因此，慢性铍中毒的诊断需要通过斑贴试验以显示对铍的超敏反应来确诊。慢性铍尘病需要用类固醇治疗。有症状的慢性铍中毒患者预后较差。

注　释

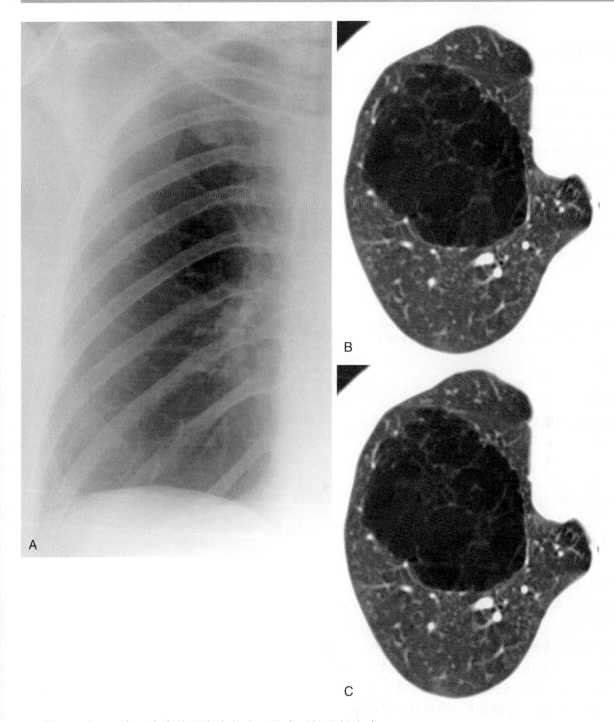

A

B

C

1. 说出 4 种 CT 表现为囊状和类囊状表现的先天性肺部疾病。

2. 说出 3 种叶内型肺隔离症的可能的影像学表现。

3. 支气管源性囊肿最常见于哪个位置？

4. 先天性叶性肺气肿的主要特征是什么？

囊性腺瘤样畸形

1. 先天性叶性肺气肿、囊性腺瘤样畸形（cystic adenomatoid malformation，CAM）、叶内型肺隔离症、支气管源性囊肿。
2. 实性水样密度肿块，实变，含气单发性或多发性囊性病变。
3. 纵隔；最常见于隆突下区或中央气道附近。
4. 继发于支气管内阻塞的进行性肺叶过度膨胀，主要由于软骨的异常或缺陷，或者由外部血管或肿块的压迫所致。也可出现多肺泡型。

参考文献

Rosado-de-Christenson ML, Stocker JT: Congenital cystic adenomatoid malformation. *Radiographics* 11:865-886, 1991.

相关参考文献

Thoracic Radiology: THE REQUISITES, 2nd ed, pp 67-68.

点　评

囊性腺瘤样畸形（CAM）是一种罕见的错构瘤性病变，其表现为肺芽成分的异常发展，而正常情况下肺芽可能形成终末细支气管和肺泡管；CAM 的囊性部分与主支气管相交通。CAM 通常在 2 岁前发现，但也可发生于成人（10%～20%）。成人患者可无症状，或出现反复感染或咯血。影像学表现与 CAM 的 3 种类型有关。Ⅰ型表现为单侧单发性或多发性含气囊腔；在一些病例中，单个大囊肿周围可伴有小囊肿。Ⅱ型表现为多发性、均一性小囊肿。Ⅲ型典型表现为一实性肿块或实变区。尽管 CAM 一直被认为是单侧发病，但 CT 报道在一些患者中出现双侧受累的证据。CAM 患者有高度发展成细支气管肺泡癌（bronchioloalveolar carcinoma，BAC）的风险。手术切除是确定性的治疗方法。在 CAM 伴严重呼吸困难的新生儿患者中，与该病相关的临床情况构成一种外科急症。

肺 CAM 的最初分类最近已扩大到包括 2 种额外病变，其既不是囊性，也不是腺瘤样病变；这一类病变现在可能称为囊性肺气道畸形（cystic pulmonary airway malformation，CPAM）。

注　释

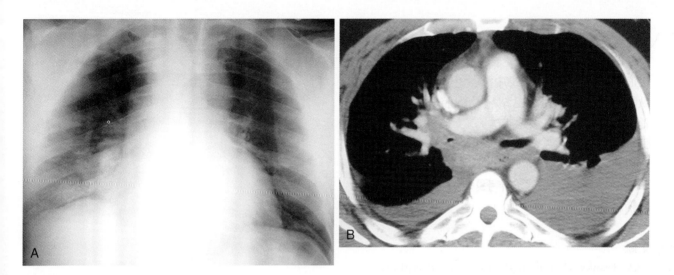

1. 哪 6 种传染病被美国疾病控制与预防中心（Centers for Disease Control and Prevention，CDC）认定为是最有可能为生物恐怖主义者利用、高度潜在影响公众健康的疾病？

2. 吸入性炭疽感染的典型胸部 CT 表现是什么？

3. 说出汉坦病毒传播的载体。

4. 肺炭疽感染是如何传播的？

吸入性炭疽感染

1. 炭疽、鼠疫、天花、肉毒中毒、兔热病及出血热。
2. 纵隔、肺门高密度淋巴结病及胸腔积液（这两者都可能在几天内迅速扩大）；支气管血管周围肺水肿。
3. 啮齿动物。
4. 从感染动物的产品（如羊毛）吸入炭疽芽胞或生物恐怖袭击的结果。

参考文献

Frasier AA, Franks TJ, Galvin JR: Inhalational anthrax. *J Thorac Imaging* 21:252-258, 2006.

相关参考文献

Thoracic Radiology: THE REQUISITES, 2nd ed, pp 118-119.

点　评

　　生物恐怖主义威胁仍然是 21 世纪生活的现实。CDC 确认了几个最有可能威胁公众健康的传染源。这些疾病包括吸入性炭疽、鼠疫、天花、肉毒中毒、兔热病及出血热。炭疽是唯一一种能够通过影像学检查迅速做出诊断，并能在器官发生不可逆性损害之前施治的传染性疾病。在 2001 年，炭疽芽胞被放置在信封内，并通过美国邮政系统邮寄。

　　炭疽芽胞吸入后被输送到纵隔淋巴结，在那里它们发育 2～30 天，然后发展到以喘鸣、呼吸衰竭和休克为特征的疾病第二阶段。尽管可使用抗生素治疗，但仍可能死亡。

　　在疾病的早期阶段，胸部 X 线片显示典型的纵隔增宽和单侧或双侧肺门增大，经常伴有胸腔积液。支气管血管周围气腔影密度增高，但肺实质实变并不广泛。纵隔增宽和胸腔积液有助于将吸入性炭疽与社区获得性肺炎相区分。

　　CT 可显示特征性的高密度（出血性）纵隔及肺门淋巴结，几天内可迅速肿大。迅速增多的胸腔积液和支气管血管周围水肿也是常见的 CT 表现。在疾病暴发之前，早期识别炭疽并及时进行抗生素治疗有可能明显提高患者的生存率。

注　释

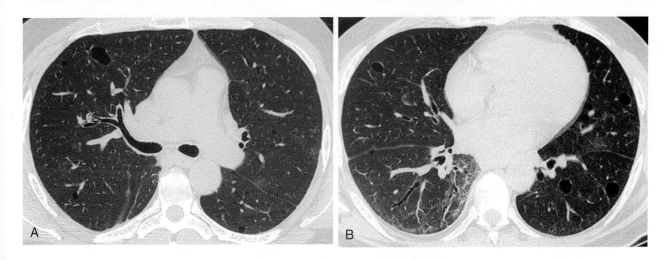

1. 说出 2 种肺部表现为磨玻璃影和囊肿的疾病的名称。
2. 耶氏肺孢子菌肺炎的特征性 CT 表现是什么?
3. 淋巴细胞间质性肺炎 (lymphocytic interstitial pneumonia，LIP) 的特征性 CT 表现是什么?
4. 说出 4 种与 LIP 有关的临床综合征。

淋巴细胞间质性肺炎

1. 耶氏肺孢子菌肺炎和淋巴细胞间质性肺炎。
2. 双侧肺门周围或弥漫性、对称性磨玻璃影，其可发展成实变；薄壁囊肿主要发生于上叶。
3. 广泛磨玻璃影和散在的薄壁囊肿。
4. Sjögren 综合征、恶性贫血、慢性活动性肝炎、重症肌无力及病毒感染。

参考文献

Mueller-Mang C, Grosse C, Schmid K, et al: What every radiologist should know about idiopathic interstitial pneumonias. *Radiographics* 27:595-615, 2007.

相关参考文献

Thoracic Radiology: THE REQUISITES, 2nd ed, p 192.

点　评

　　淋巴细胞间质性肺炎（LIP）是特发性间质性肺炎（IIPs）的一种，它是一种包括从滤泡性细支气管炎到低度恶性淋巴瘤范围的淋巴细胞增生性疾病。这种疾病的弥漫型为 LIP；而局灶型称为假性淋巴瘤。LIP 的非肿瘤性病变必须通过免疫组织化学染色与淋巴瘤鉴别。

　　尽管 LIP 的病因是未知的，但它可伴有免疫系统的异常（如 Sjögren 综合征、恶性贫血、慢性活动性肝炎及重症肌无力）或也可能继发于病毒感染。LIP 也可发生于患艾滋病的儿童。

　　最重要的影像学线索是磨玻璃影和散在的薄壁囊肿。LIP 的其他 CT 表现包括沿肺淋巴管通路分布的小叶中心性结节、小叶间隔增厚及支气管血管束增粗。有症状的患者可用类固醇和其他免疫抑制剂治疗，一些病例可无需治疗而自发缓解。据报道，高达 50％的 LIP 病例可转变为肿瘤。

注　释

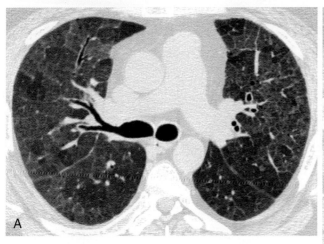
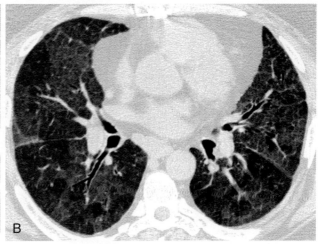

1. 说出 3 种吸烟相关性间质性肺疾病。
2. 蜂窝肺是脱屑性间质性肺炎（DIP）的特征性影像表现吗？
3. 薄层 CT 上表现为磨玻璃密度影的肺间质和肺泡腔的大体病理表现是什么？
4. 在薄层 CT 上，哪种原发性肺恶性肿瘤可表现为磨玻璃影？

脱屑性间质性肺炎

1. 朗格汉斯细胞组织细胞增生症（LCH），脱屑性间质性肺炎（DIP），呼吸性细支气管炎-间质性肺病（RB-ILD）。
2. 不是。
3. 肺泡间质轻度增厚，气腔部分充填，或两者的结合。
4. 细支气管肺泡癌。

参考文献

Heynemann LE, Ward S, Lynch DA, et al: Respiratory bronchiolitis, respiratory bronchiolitis–associated lung disease, and desquamative interstitial pneumonia: different entities or part of the spectrum of the same process? *AJR Am J Roentgenol* 173:1617-1622, 1999.

相关参考文献

Thoracic Radiology: THE REQUISITES, 2nd ed, p 195.

点 评

脱屑性间质性肺炎（DIP）是一种罕见的间质性肺炎，几乎全部发生于吸烟者。患者典型表现为非排痰性咳嗽（干咳）和进行性呼吸困难。"脱屑"是一个误称，DIP 的组织学特征最初认为是脱落的肺泡上皮细胞，但目前公认为肺泡广泛充填吞噬有褐色灰尘（"吸烟者"）色素的巨噬细胞和肺泡间隔内的炎性浸润。

尽管归类为"特发性"间质性肺炎，但 90％ 的 DIP 病例见于吸烟者，并且被认为代表了吸烟相关性间质性肺疾病（包括肺朗格汉斯细胞组织细胞增生症和 RB-ILD）的部分组织病理学谱。

胸部 X 线片可表现为正常或显示下肺野模糊的磨玻璃影。HRCT 上的主要发现是磨玻璃影，可表现为斑片状、弥漫性或周边性分布，并且呈典型的下肺野分布优势。HRCT 上的网格状和蜂窝肺影罕见。在 32％～75％ 的病例，磨玻璃影区域内可见小囊状气腔。鉴别诊断包括 NSIP、RB-ILD 和过敏性肺炎。

注 释

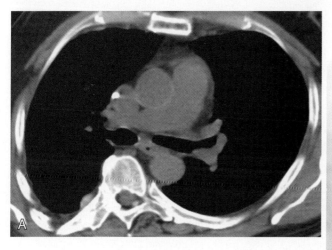

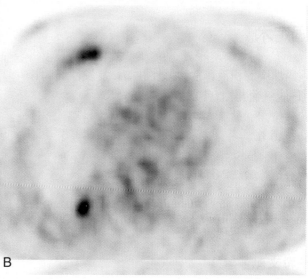

1. 胸膜固定术最常见的指征是什么？
2. PET 成像最常用的示踪剂是什么？
3. 胸膜转移瘤或原发性胸膜恶性肿瘤（如恶性间皮瘤），哪一种更常见？
4. 从石棉暴露到形成恶性间皮瘤的典型潜伏期是多长时间？

胸膜固定术

1. 顽固性胸腔积液，常为恶性肿瘤；复发性气胸。
2. ^{18}F-脱氧葡萄糖（FDG）。
3. 转移瘤。
4. 30～40 年。

参考文献

Gilman MD, Aquino SL: State-of-the-art FDG-PET imaging of lung cancer. *Semin Roentgenol* 40:143-153, 2005.

相关参考文献

无。

点　评

　　FDG-PET 是一种广泛应用于恶性肿瘤成像和分期的分子成像技术。一些良性胸膜疾病，包括脓胸及开胸术相关的胸膜增厚，也可显示出不同程度的 FDG 摄取增加。

　　胸膜固定术是通过胸腔镜或开放手术的方式将滑石粉或其他化学物质置入胸膜腔，以诱发炎症、瘢痕形成及脏胸膜和壁胸膜面粘连的过程。胸膜固定术的 2 个主要指征是大量胸腔积液（良性或恶性）和复发性气胸。胸膜固定术导致胸膜增厚和慢性肉芽肿性反应，其在 PET 显像时摄取 FDG，因此可误诊为胸膜恶性肿瘤（即转移瘤、间皮瘤、淋巴瘤）。

　　其他良性胸部疾病，偶尔也会表现出 FDG 摄取，如肺错构瘤、心房间隔的脂肪瘤性肥大及圆形肺不张。

注　释